自分ですぐできる免疫革命

安保 徹

大和書房

だいわ文庫

はじめに

誰しも病気にならないことを願っていますが、生き方や考え方に無理があり、交感《こうかん》神経《しんけい》緊張状態が年余《ねんよ》にわたってつづくようなときにガンが発症することがあります。このようなときは、ガン細胞を攻撃すべきリンパ球が減少しているのです。つまり、免疫力《めんえきりょく》の低下が起こっているわけです。

ところが生き方や考え方の間違いに気づき、生活を変えていくとガンの進行は止まり、いずれ退縮もはじまります。免疫力の復活によって病気から逃《のが》れることができるのです。私がこのような流れに入った患者の方から聞く言葉は、ガンに対する感謝の念です。生き方や考え方の間違いに気づかせてくれた恩人だというのです。

ところで、ガンの恐怖が広まってしまったのには理由があります。今から四十〜五十年前までの日本は貧しく、重労働と食糧不足が多くの国民についてまわっていました。このような状況では、生きることそのものが交感神経緊張状態を強《し》いるので、ガンの進行は速く、そのイメージが現在まで残っているのです。

しかし、今の日本は豊かで、生き方や考え方を変えれば容易に交感神経緊張状態から脱却できます。体にいい玄米も手に入るし、野菜もキノコも海藻《かいそう》も、安い値段で手に入ります。家には風呂もあり、体温を上げることができます。

そこで、ガン治療を例にすると、抗ガン剤や放射線で体を痛めつける治療から脱却する時期に来ていると思います。無理して起こった病気の人をさらに痛めつけるのですから、人間の尊厳を無視しています。人間の尊厳をとり戻す時期に来ているのです。

生き方、考え方を変えて病気を治《なお》す世界は自己責任の世界であり、人間性をとり戻す世界です。これまでの人生に感謝し病気にお礼を述べて、ふたたび健康をとり戻す生き方です。

本書で私の眠っていた免疫力も引きだされたと思います。本書が、みなさんが日々充実して健康に暮らすための一助になれば幸いです。

安保《あぼ》 徹《とおる》

◉目次

第1章 免疫力が秘める力

第2章 免疫力を高める食べもの・食べ方

第3章 免疫力を高める体の使い方

第4章　免疫力を高める心の持ち方

第5章　免疫力を高める健康知識

第6章 ガンになったらどうするか

終章 免疫力を高めればガンも怖くない

自分ですぐできる免疫革命

序章　生き方を変えれば病気は治る

1 なぜガンがふえているのか

私は二つの原因があると考えています。

第一の原因は、日本の社会が豊かになり、人々が重労働から解放され、衣食住が改善されて長生きできるようになったことです。ガンは、三十代半ばからふえはじめて、高齢になればなるほどふえていきます。五十代以上はガン年齢といえます。

つまり、昔より格段にガンがふえたのは、長生きをしてガン年齢になる人が多くなったことが大きいのです。長生きできるようになったのはいいことですが、これから高齢化社会が進むと、ガン年齢の人口がふえるので、ますますガンがふえていく可能性が高くなります。

もう一つの原因は、早期診断、早期治療するようになったことです。ガンは小さいものなら、気づかないうちに自然に消えて治《なお》る可能性もあります。ところが現代医療では、CTやMRIなどで、小さなガンでも見つけることができます。

治療が間違っていない場合は、たしかに早く見つけたほうがいいわけです。しかし、今のガン治療は、ガンをとったり小さくすることに力を注《そそ》ぎすぎて、結果的に患者を痛めつけることになっています。そのために患者は心身ともにまいってしまいます。早期に発見できることが必ずしもいいとはいえないのです。

ガンは、私たちの体の中で、できたり消えたりを繰り返しています。リンパ球の数が多く、免疫力《めんえきりょく》（免疫力については第1章で説明します）が高ければ、ガンは消えます。ところが、現代医学にはそういう考え方がまったくというほどないのです。そのため、早期発見に力を注ぎ、発見するとすぐに治療によって徹底的にガンをなくそうとします。

たしかに診断技術が進歩して、小さなガンでも発見できるようになったことは医療の進歩といえるでしょう。ところが、検査でガンが見つかると、すぐに手術、放射線、抗ガン剤という三点セットの濃厚《のうこう》治療をやります。それはかえってガンと闘う患者の体力を失わせることになるのです。

小さなガンに対しても濃厚治療をすることで結果的に患者の免疫力を落として、一〜二年経つと再発させる結果になりやすいのです。

普通、お年寄りの場合、ガン細胞はゆっくりとふえていきます。だから、お年寄りが別の病気で亡くなっても、解剖するとあちこちにガンができていたというケースがあります。こうした場合、ガンが死をもたらしたわけではありません。

ところが、**早期発見、早期治療することによって、かえって患者の体力を奪ってしまい、結果的にガンが猛威《もうい》を振るう**ことになり、ガンによる死亡者数がふえているのが現実です。

長寿化はいいことですが、自然のなりゆきとして、ガンになる確率も高くなります。それに対して、ひたすらガン細胞をとり除くことにしか目がいかずに、人間本来の生きる力である免疫力を考慮に入れない現代医療の現状が、かえってガンを増加させる一因にもなっているのです。そして、人々にガンが必要以上に恐ろしいものという印象を与えています。

健康な日常生活をおくって免疫力を高く維持できていれば、私たちにとって、**ガンはけっして恐ろしい病気ではなく治る**病気だということを、本書の読者の方々にぜひわかってもらいたいと思います。

2 なぜ再発が多いのか

そうはいっても、小さいガンなら自然治癒《ちゆ》するかといえば、今までと同じ生活をつづけて、そのまま放置していたのでは治りません。

発ガンしたということは、それまでのその人の生き方のどこかに無理があったことを示しています。だから、生き方を変えないとガンをさらに悪化させることになります。

免疫力はガンを治す決め手ですが、ガンができたことは免疫力が弱っていることを示しています。無理をしてストレスをためるようなそれまでの生き方を変えて、免疫力を高める生活習慣を身につけることが大切になります。

ガンができたような、これまでと同じ生活をつづけていたら、ガンはさらに大きくなっていき危険です。しかし率直にいえば、手術、放射線、抗ガン剤という三点セットの濃厚治療をするよりはまだましともいえます。というのは、それらの三大治療をすることで、結果的に体力を落とし、精神的にも大きなストレスを抱えることになり、

ガンの転移と退縮のメカニズム

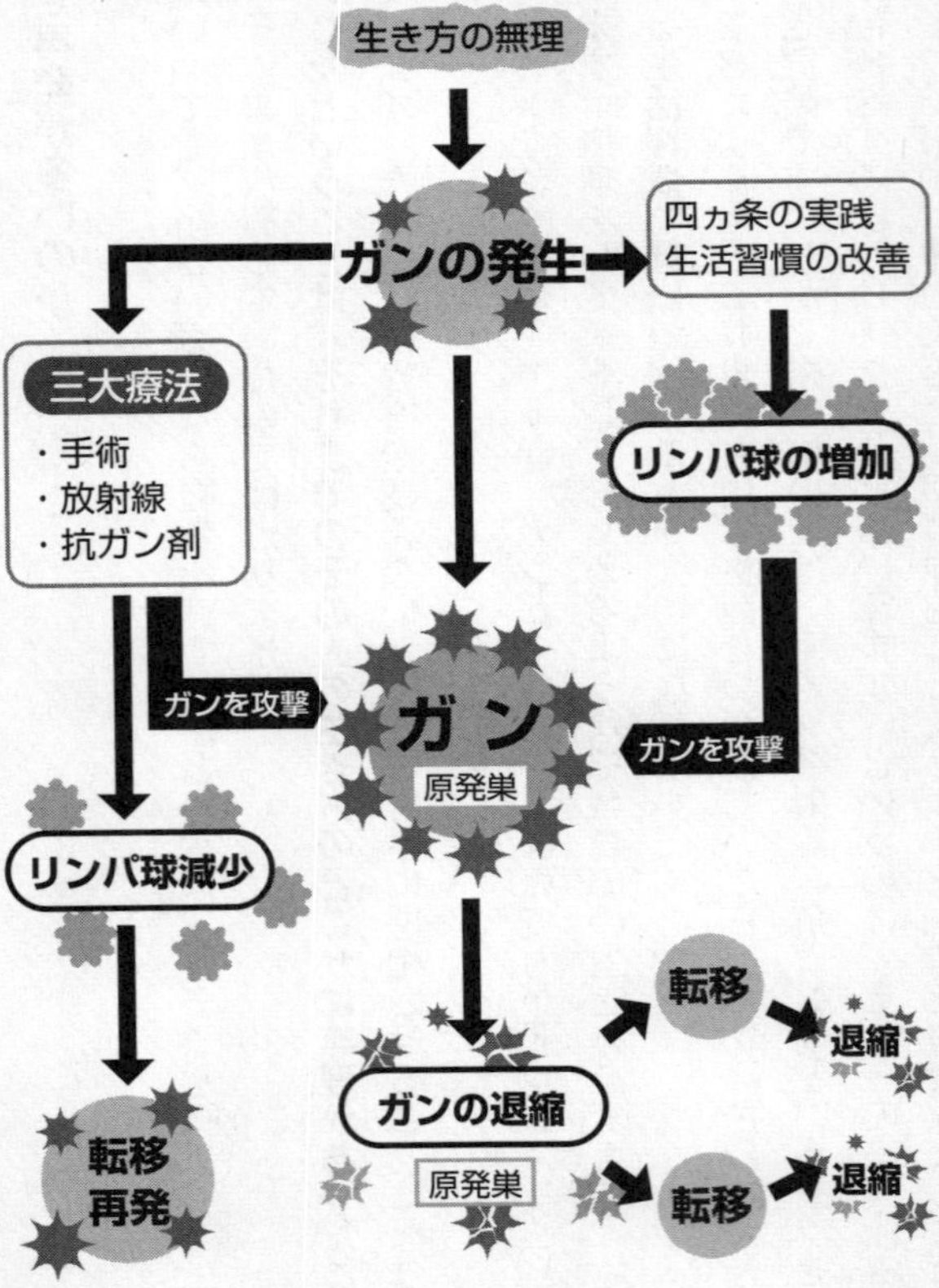

免疫力を急激に落とすことになるからです。

手術をしてもいい場合は、たとえば胃ガンや大腸ガンなどのまだ小さなガンで、簡単にきれいにとれるようなケースです。その場合は、内視鏡《ないしきょう》で簡単にとることができます。きれいにとれたにもかかわらず、手術後に、医者が念のために放射線や抗ガン剤をすすめても、それは免疫力を落としてガンの再発や転移の危険を大きくするだけなので、やめたほうが賢明《けんめい》です。

なぜガンの再発がふえているのかといえば、体を弱める治療によってリンパ球が減り、再発したときに患者の体にガン細胞と闘う力がなくなってしまっているからです。

ガンの再発が多いこと自体、今おもに行われている**手術、放射線、抗ガン剤という三大治療が、かえってガン治療に逆効果**だということを示しています。

3　ガンになりやすい体質はあるか

「ガンになりやすい体質、ガンになりにくい体質」があるかは、非常に微妙な問題です。

なぜなら、ガン遺伝子とは、そもそも正常な細胞が増殖《ぞうしょく》に使うための遺伝子からはじまり、それが調節できなくなったものです。ガン遺伝子の元になるプロトガン遺伝子（原型ガン遺伝子）は、もともとは細胞を増殖させるための遺伝子なので、みんなが持っています。だから、**ガンになる素地はみんな平等に持っている**といえます。

もう少し説明すると、このプロトガン遺伝子は細胞増殖が必要なときに必要な分の細胞を増殖させます。人間の体は六十兆個の細胞からつくられていますが、古くなった細胞は新しい細胞に入れ替わっていくようになっています。このときに働くのがプロトガン遺伝子です。

ところが、交感神経《こうかんしんけい》の緊張によって組織破壊が重なり増殖が強《し》いられると、この遺伝子に変化が起こって、ガン細胞をつくる指示を出す「ガン遺伝子」に変化してしまいます。簡単にいうと、これが発ガンのメカニズムであって、はじめからガン遺伝子というものがあるわけではないのです。

ガンは無理がたたって交感神経緊張状態がつづいてなる病気なので（そのメカニズムについては第1章で説明します）、**頑張り屋の性格、あるいは同じストレスを受けても悩みやすい性格の人がガンになりやすい**といえます。

つい無理をしてしまう性格、あるいは同じストレスを受けても、くよくよし、深刻に気にとめる性格であれば、そうでない人よりもガンになりやすいといえます。性格は遺伝的な要素も大きいものなので、性格面を考慮に入れれば、ガンになりやすい家系もあるといえます。

その点で、性格はガンになりやすいかどうかを決定するかなり大きい要素になるのです。

つまり、肉体的な体質から見ると、ガン遺伝子を持っていることでは平等です。ところが性格面から見ると、ある家系にはガンが多いということがありうるわけです。

4　免疫力の強い・弱いは遺伝が関係するか

免疫力が強いか弱いかは、遺伝が関係するといえます。

免疫力は白血球の中のリンパ球が支配しています。リンパ球が多い人は、副交感神《ふくこうかんしん》経《けい》優位の体質で、一般的にぽっちゃりタイプで性格が穏《おだ》やかな人です。リンパ球が少ない人は、交感神経優位の体質で、一般的に気迫《きはく》のある人、怒りっぽい人です。

そういう性格傾向は遺伝するので、その点では免疫力はある程度遺伝するといえます。

また免疫力が強いか弱いかは、体形からもある程度判断できます。体形と性格には関係があると考えられるからです。

たとえば、活力があってやる気がある人は必ず歩き方も速いし、体を動かすのもいやがりません。だから、筋肉質です。つまり、気力がある人はたいてい骨格も筋肉もしっかりしてきます。

穏やかでのんびりしている人は動きまわるのが苦手《にがて》で、忙しくバタバタと仕事をすることを嫌います。そういう生活をしていると、あまり筋肉はつかないので、骨格は弱く、色白でふっくらした体形になります。

基本的には、頑張り屋・のんびり屋という二種類に分けられます。**頑張り屋は交感神経優位タイプ、のんびり屋は副交感神経優位タイプ**といえます。

そして頑張り屋の中に筋骨型とやせ型がいます。やせ型は神経質でキリキリしているような人です。筋骨型もやせ型の人も交感神経優位タイプです。その差は、たくさん食べて体を動かす人と、あまり食べないでキリキリしている人の違いです。

しかし、免疫力が強いか弱いかは、遺伝だけで決まるわけではありません。たしかに体形は遺伝の影響が大きいものですが、自分で体を鍛《きた》えるかどうかで体形も変わってきます。また性格も、その人が自分の性格傾向を自覚して、変えようとすれば変わってくる面もあります。

頑張り屋の人でも、「この頃、無理がつづいているから多少仕事を減らしてゆったりしよう」と思って生活を変えれば、性格もそれほどキリキリしなくなるでしょう。

逆にあまりにものんびりした性格で、太り気味で体を動かすことが嫌いな人は、リンパ球が多すぎて、かえって免疫力が弱くなることもありますが（このことについては第1章で説明します）、「規則正しく散歩や運動をしよう」などと、自分の生活を変える努力をすることで、活力が出てきて免疫力を高めることができます。

最近は病気のことをあまりにも気にする傾向が強く、「どこか悪いところがあるのではないか」と心配しすぎる傾向があります。しかし普通に考えれば、日常的に健康に暮らしている人のほうが圧倒的に多いのですから、無用の心配はいりません。

本来健康な人は、日中は元気に活動して、夕方からはゆったりするという二つの要素のバランスがいい人です。つまり、交感神経優位なときと副交感神経優位なときのバランスを上手《じょうず》にとっているのです。

ガンなどの病気になりやすい人は、一日中交感神経が優位になっていて、そのバランスがとれなくなっている人です。

5 性格はどう影響するか

今述べたように、くよくよと悩む性格か、楽観的で悩まない性格かが、免疫力を大きく左右します。

それは、無理をすると交感神経が緊張状態になり、顆粒球《かりゅうきゅう》がふえてリンパ球が減り、発ガンするという流れになるからです。発ガンの原因としては、肉体的な無理が五〇パーセントとすれば、心の悩みや葛藤《かっとう》などが五〇パーセントと考えられます。

何かあるたびに気をつかいすぎる人は、ストレスを多く抱えこむことになります。こういう人は、ガンになっていざ治療しなければならなくなったときにも、非常に迷います。

たとえば、「手術、放射線、抗ガン剤の三大療法で体を痛めつけるよりも、積極的に免疫力を高めて自然治癒に持っていったほうがいい」と私がアドバイスしても、「こっちの治療はどう、あっちの治療はどう……」と、すごく悩みます。

私がいろいろアドバイスをしても、このように迷いに迷って、なかなか吹っ切れない人が必ずいます。そういう人は、くよくよと悩む性格だから発ガンしたとも考えられます。そして、その後の治療の選択もなかなか決めることができないのです。治療の選択の悩みが、さらに免疫力を弱める方向に作用してしまいます。

だから、楽観的な人と悲観的な人で、どちらが免疫力が高いかは、これはもうはっきりしています。**楽観的な人のほうが免疫力は高い**のです。

楽観的な人は症状が悪くなっても前向きで、それほどくよくよしません。そういう気持ちの持ちようが免疫力を高めるためには、とても大切なのです。

私は「ガンを治す四ヵ条」として、つねづね次のことを提唱しています。

一　ストレスの多い生活パターンを見直す

二　ガンの恐怖から逃《のが》れる

三　免疫を抑制するような治療（三大療法）を受けない。受けている場合はやめる
四　積極的に副交感神経を刺激する

相談者にも、この「四ヵ条」を必ずすすめます。ガンになったときはリンパ球の数が減って、免疫力がとても下がっている状態です。そこで免疫力を上げるために「四ヵ条」を実践してもらうわけですが、それでも免疫力が非常に下がっている状態なので、上がるまでには当然時間がかかります。

そんなとき悲観的な人たちは、「まだ効果が出ない」「なかなか治らない」と落ちこんでしまいます。それではさらにリンパ球の数は上がりにくくなるし、あまりにも悩むと減ることさえあります。

楽観的な人は、「今はまだ免疫力が下がっているけど、今こうやって『四ヵ条』を実践しはじめたから、これからは上がるはずだ」と前向きに受け止めます。すると、しだいに効果が出てきます。

ガンにならないため、あるいはガンになってもなんとか乗り越えようとするためには、楽観的であることがとても大切なことです。

6　「いい人」と「悪い人」どちらがガンになりにくいか

「いい人」「悪い人」といっても、その定義はなかなかむずかしいものです。一般的には、「いい人」とは、人の気持ちがわかる人、自分勝手でない人ということでしょう。「悪い人」とは人の気持ちなど考えもしない、自分勝手な人といったところでしょう。「悪い人」といっても、「いい人」といっても、ここでは罪を犯すような人という意味ではありません。

つまり、ここでいうここでいう「いい人」とはいわゆる「人がいい人」であり、「悪い人」とは「人が悪い人」といった意味です。

それでは、人がいい人と悪い人とどちらがガンにかかりにくいでしょうか。一般的には、「悪い人」のほうがガンにかかりにくいといえます。

これは、「いい人」であることを心がけて誠実に生きている多くの人にとっては心外なことかもしれません。しかし、いつも周囲の人のことを考え、いろいろ気づかいをしている「いい人」は、どうしても心配事が多くなります。当然、ストレスも大きく受けることになります。

それに対して、「悪い人」といわれるような人は、人のことを気にしないし、まったく考えもしません。平気で人を傷つけるようなことをいって、まったく気にしません。そういう人には、人から何かいわれると怒る人もいますが、柳に風で、まったく気にしないという人も多いものです。人の気持ちに対して鈍感《どんかん》で、自分勝手に振る舞って反省もしない。そういう人のほうが免疫力が高く、病気になりにくいといえます。

こういう人たちは、本人はストレスを受けません。しかし、そのかわりに周囲の人たちが大きなストレスを受けるのでたいへんです。職場などで、こうしたわがままな人が一人でもいると、そのまわりに病人がふえます。

たとえば、わがままなワンマン社長がいる会社だと、社員みんながいつも怯《おび》えていて、次から次と病人が出るということがあります。

人の気持ちに鈍感で、自分勝手な人はガンなどの病気にはかかりにくいかもしれません。しかし、まわりにいる人たちにとってはたいへんな迷惑になりますから、その意味ではガン患者をふやす人といえるかもしれません。

では、「ガンにならないためには、人の気持ちに鈍感で自分勝手に生活したほうがいい」と思うかもしれませんが、それでは健全に社会生活をおくることはできません。

トラブルを抱えこんだり、人から相手にされなくなって、結局、孤独な生活をおくることになりかねません。

人間は本来、人との関係の中でこそ健全な生活をおくることができる生物です。そういう意味では、いわゆる人の悪い人が、長い人生において最後まで健康に生きていけるかどうかは疑問です。

7　「必ず治る」と意識することは効果があるか

楽観的か悲観的かは、持って生まれた性格も大きいのですが、やはり成長する過程で、どういう環境で育ったかが大きく影響するものでしょう。

両親が楽観的な人であれば、遺伝的要素もあるし、家庭の雰囲気からも楽観的な性格が身につきます。ところが両親ともに悲観的だったり、一緒にいる時間が長い母親が心配性でいつもくよくよしている人だと、その影響を受けて子どもも悲観的な見方をするようになります。

環境という点では、大人になってからの仕事の影響も大きいでしょう。仕事がうまくいっていない環境では、どうしても悲観的になりがちです。逆に、会社の業績が上向いていて職場の環境も明るいと、明るい気分で日常生活をおくれますから、楽観的な雰囲気が身につくでしょう。

私の父親は怒りっぽい性格でした。子どものとき、父が怒るととても怖かった記憶があります。育ってきた環境の影響が大きいと思うのですが、私自身も四十代の頃までは怒りっぽかったと思います。しかし、最近は性格もだいぶ穏やかになってきました。

なぜ変わったかというと、免疫学の研究の中で、怒ると交感神経が緊張してリンパ球が減ることがわかったことが大きいのです。怒れば体に悪いと知ってから、意識的に自分の怒りっぽい性格を変えようとしました。

実際、私はこの二～三年ほとんど怒ることがなくなっています。以前の私は、よくいえば気迫があるともいえますが、悪くいえば短気でした。人がのんびりと仕事をしていると許せず、つい怒っていました。それが仕事面では活力としてプラスになったこともありますが、そのままではまわりも迷惑するし、自分の自律神経のレベルも偏《かたよ》ってしまいます。これは怒らないで説得したほうがいいと、微妙に気持ちが変わってきたのです。

半ば意識して変わってきたのですが、ことさら努力したわけでもなく、徐々に変わってきました。半分は無意識で変わってきたようです。

私がこういう本を書くのも、読んだ人が「あ、こうやって落ちこむこと、怒ること、悔《く》やむことが免疫力を落として、危険なんだ」という情報に触れて、もし自分がそういう性格なら、意識的にそういう性格から脱却しようと思ってもらいたいからです。

たとえば、自分の心がまえなどを壁に書いて貼《は》っておきます。それは意識的な行為です。だが貼っておけば、いつも無意識のうちにそれが目に触れることになります。

すると、その心がまえが自然に身に染《し》みてくるのです。「口癖で自分を変えられる」といった本が出て売れているようですが、それも同じことで意識をいつの間にか無意識に染みこませる効果があるのだと思います。

ガンを本当に治したいと思ったら、「自分のガンは必ず治る」と書いて壁に貼っておくといいのです。そんなことが本当に効果があるかと思うかもしれませんが、貼っておきさえすれば、普段から読むともなしに見ているのです。すると、だんだんに「自分は必ず治る」という思いが無意識のレベルにまで染みこんでいって、思うだけでなく、行動すべてがその方向に向くということがあるのです。

成功法則などの本では、よく「○○になりたい」と書いて、朝晩口に出すことをすすめています。それは、あえてその言葉を口にすることによって、意識だけでなく無意識にまで染みこませる効果があるからでしょう。

こうした方法はガンなど病気にかかったときに、「自分は絶対に治る」という思いを自分の中に染みこませるためにも、ぜひ試してもらいたいものです。

気持ちのどこかで「自分のガンは治らないのではないか」とか、「こんなことをして本当によくなるのだろうか」などという疑いや悲観的な考えを捨てることです。

「病《やまい》は気から」という諺《ことわざ》がありますが、私の最新の免疫力の研究からも、実際の人間の気持ちの持ち方がどれほど免疫力に大きな影響を与えるか、つまり、**気持ちの持ち方が病気と関係する**ことが科学的にわかってきたのです。

病気は必ず治ると自分でまず信じること、そしてそれを無意識に染みこませることはとても大切なことです。

これはガンには直接関係ありませんが、私の場合は本などを読んでいて、これはいい言葉だと思ったものには赤線を引いておきます。後で見返したときに、またその言葉が目につきます。すると、だんだんと自分の中にその言葉が浸透してくるのがわかります。それがいつの間にか、自分を支えてくれているのです。

弱気になったときには、折に触れて、自分を力づけてくれる言葉を拾いだすと、元気が出るものです。それもみなさんにすすめたいことです。

第1章　免疫力が秘める力

8 人間にはみんな免疫力があるのか

人間の体には免疫力《めんえきりょく》があり、異型細胞（ガン細胞）ができても免疫力で殺しているために、普通は発ガンしないですんでいます。

しかし、中には先天的に免疫力がない人がいます。それは「（原発性）免疫不全症《めんえきふぜんしょう》」という病気です。

「免疫不全症」は、喉《のど》が腫《は》れる、鼻がつまる、中耳炎《ちゅうじえん》になるなどを繰り返し発症するので、小さいときにわかります。そういうケースでは、一歳までに「免疫不全症」と診断されます。「免疫不全症」の子どもは、ほとんど十年以内に発ガン（小児ガン）します。

今のところ、これに対して免疫力をつける手立てはありません。だからこういう子どもたちは無菌室で育てられます。それでも、そうした無菌状態の環境で暮らすのは実際にはむずかしいので、免疫不全症の子どもはたいてい大人になるまで生き延びることができません。

つまり、人がガンなど病気から逃《のが》れることができるのは、免疫力があるからです。

このことを考えれば、放射線や抗ガン剤など、免疫力を非常に低下させるものはガン治療には使えないはずです。それらの治療によってかえって免疫力を落として、さらなる発ガンを導く危険が大きいからです。

免疫力を抑制することがいかに悪いかは、臓器《ぞうき》移植《いしょく》の場合を見てもわかります。臓器移植の手術をするとき、拒絶反応が起こるので免疫抑制剤を使います。すると、発ガン率が非常に高くなります。免疫力を落とすような治療、ひいては生き方をしてはいけないことが、このことからもわかるでしょう。

9―体を守る仕組みはどうなっているか

免疫とは、私たちの体を守るための防御《ぼうぎょ》システムです。その中心的な役割を担《にな》うのが血液中の白血球です。血液には、血漿《けっしょう》という液体成分の中に酸素を運ぶ役割をする赤血球、出血時に血液を凝固《ぎょうこ》させ出血を止める血小板、そして白血球の三種類の固体成分があります。

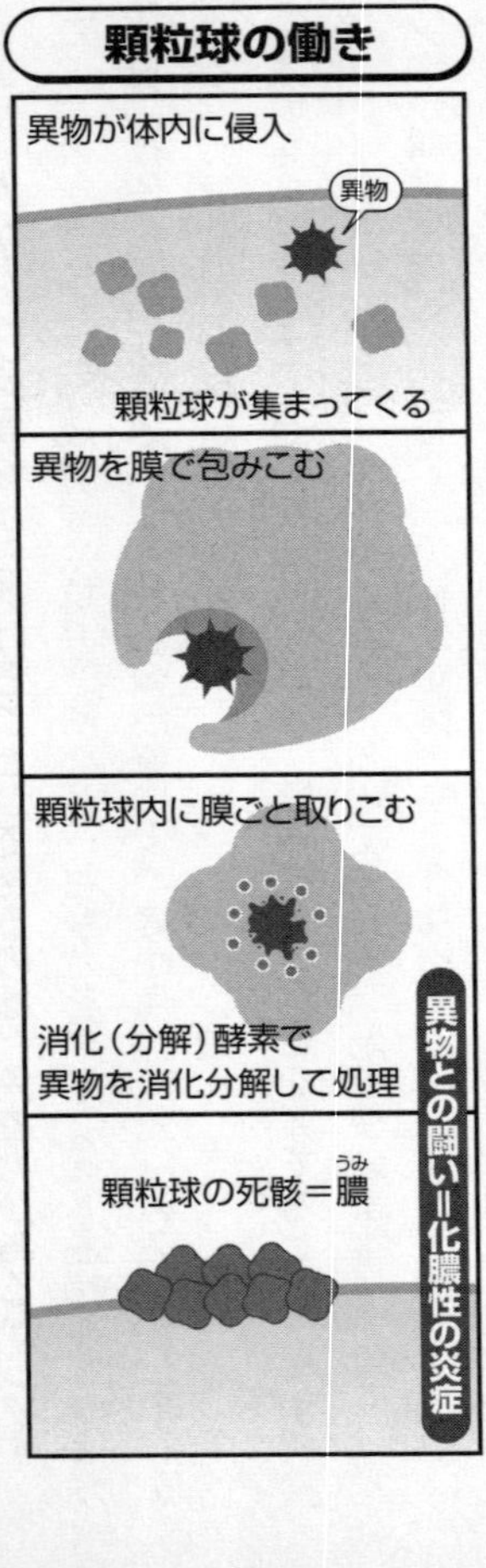

顆粒球の働き
異物が体内に侵入
異物
顆粒球が集まってくる
異物を膜で包みこむ
顆粒球内に膜ごと取りこむ
消化（分解）酵素で
異物を消化分解して処理
顆粒球の死骸＝膿《うみ》
異物との闘い＝化膿性の炎症

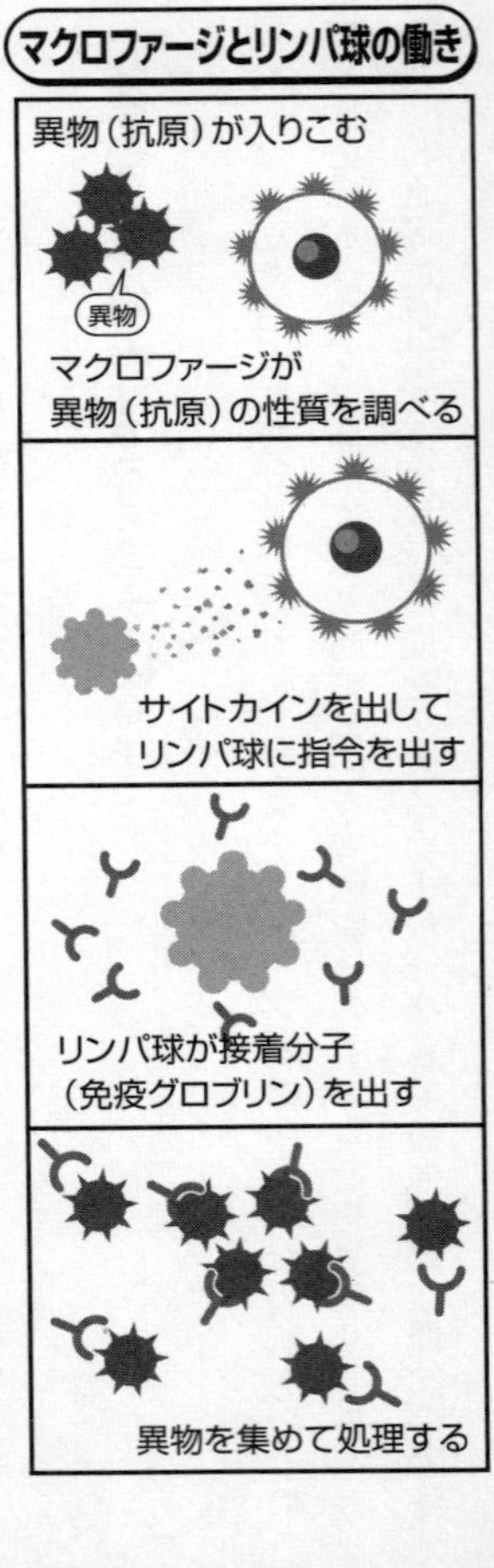

マクロファージとリンパ球の働き
異物（抗原）が入りこむ
異物
マクロファージが
異物（抗原）の性質を調べる
サイトカインを出して
リンパ球に指令を出す
リンパ球が接着分子
（免疫グロブリン）を出す
異物を集めて処理する

ここでとりあげている**免疫力を担っているのが白血球**です。血液一立方ミリメートルの中に四〇〇〇～八〇〇〇個含まれています。血液はほとんどが骨髄《こつずい》（骨の内部にある軟らかい組織）でつくられますが、白血球の一部は脾臓《ひぞう》やリンパ節でもつくられます。

白血球にはもともと侵入してきた異物を飲みこんで消化する働きがあります。その基本はマクロファージです。

マクロファージは進化の過程で最初にできた体を守るための細胞で、元祖白血球とも呼べるものです。異物が侵入すると、すぐにその場に駆けつけ異物を食べて分解したり、老化した異常細胞を処理する役割を果たしています。これは今も白血球の中に約五パーセントあります。

ついで進化して、異物に対する防御の効率をよくするために機能が分化してできたのが、顆粒球《かりゅうきゅう》とリンパ球です。

このうち、**マクロファージの異物を飲みこんで消化する力をさらにパワーアップしたものが顆粒球**です。体の中に侵入してくる異物にもさまざまな大きさがありますが、顆粒球は、異物の中でも比較的大きなものを処理する働きがあります。

それに対して、細菌よりも小さい異物（ウイルスなど）を処理するのがリンパ球です。顆粒球もリンパ球もマクロファージから進化してできたものですが、顆粒球はマクロファージの異物を飲みこむ力（貪食能《どんしょくのう》）をさらに強くしたものであり、リンパ球はマクロファージが持っていた接着分子を使って、異物を凝固させて処理するというように、その機能が分かれてきたのです。

体に異物が入りこむと、マクロファージがその刺激の違いによって、粒子《りゅうし》の大きい異物には顆粒球を誘導し、小さすぎて顆粒球が貪食できないものにはリンパ球を誘導します。

顆粒球がかかわったときには、異物をまるごと飲みこんで顆粒球の中で分解酵素《こうそ》と活性酸素によって異物を分解します。異物を飲みこむとき、顆粒球は異物を膜《まく》で包み、膜ごと中にとりこみ、破壊して異物を処理します。このときに化膿性《かのうせい》の炎症《えんしょう》を引き起こします。

このように、顆粒球は外から入りこんだ細菌と闘い、感染症《かんせんしょう》を防ぐ働きをするのですが、細菌があまりいないにもかかわらず、このような反応を起こしたり、顆粒球がふえすぎたりすると、自分の体を攻撃して組織破壊の炎症を起こします。急性虫垂炎《ちゅうすいえん》、急性肺炎などは、こうしたメカニズムで発症するのです。

さらに顆粒球は成熟後二〜三日で死んでいきますが、そのときに臓器や血管などの粘膜上で強力な酸化力で組織を攻撃する活性酸素を出します。

体内には活性酸素を無毒化する仕組みが備わっていますが、顆粒球が過剰《かじょう》になるとその働きが追いつかず、広範囲に組織破壊が進んでいきます。これが、ガン、胃《い》潰瘍《かいよう》、潰瘍性大腸炎、白内障《はくないしょう》、糖尿病《とうにょうびょう》などの病気を引き起こすことになるのです。

リンパ球は顆粒球では処理できないウイルスなど小さな異物の処理を担います。顆粒球は異物が入りこむとたちまちそこに駆けつけて闘うのに対して、リンパ球は異物が体内に入るまではリンパ節の中で休眠状態にあって、実際に働くまで多少時間がかかります。

しかし、マクロファージからの指令が出ると、分裂を繰り返し、数千倍にもふえて異物と闘います。リンパ球が闘う異物はあまりに小さくて取りこむことができないので、膜の一部にある接着分子でとらえて処理します。

このリンパ球が異物の処理にかかわったときに起こすのがカタル性の炎症です。風《か》邪《ぜ》をひいたときにまずさらさらした鼻水が出ますが、このような透明な液状のもの

こされるものです。

そのほか、発熱、発疹《はっしん》をともなうアレルギー性の炎症や、虫に刺されてときに赤く腫れあがるような炎症（フレグモネ性の炎症）なども、リンパ球がかかわって引き起こされるものです。

異物との闘いが終わったリンパ球はふたたび休眠状態に入りますが、このときに一部のリンパ球が抗原（異物）を記憶します。それによって、次に同じ抗原が侵入してきたときに、素早く細胞分裂を起こして、病気が悪化する前に処理することができるようになります。これがいわゆる免疫といわれるものです。

このような白血球の働きの分担の仕組みを理解してもらえれば、なんでも免疫で治《なお》しているわけではないことがわかるでしょう。つまり、私たちの体に侵入してくる異物に対して、顆粒球が貪食して処理して免疫を残さない場合と、リンパ球が処理して免疫で防御している場合があるわけです。

白血球の中のマクロファージ、顆粒球、リンパ球の割合は、マクロファージが五パーセント程度、**健康な人でリンパ球が三五〜四一パーセント、顆粒球が五〇〜六五パーセント**くらいです。

10 自律神経と免疫力はどう関係しているか

ここでもう一つ触れておかなければならない大切なことは、この白血球の中の顆粒球とリンパ球の割合は、自律神経がコントロールしているということです。

そのメカニズムを私たち（福田稔《ふくだみのる》先生［福田医院院長・日本自律神経免疫治療研究会理事長］と私）が突き止めたのです。それまで体の中のいろいろな細胞が自律神経の支配を受けていることはわかっていましたが、その中で白血球だけが抜けていたのです。

なぜこの発見が大切であるかといえば、**自律神経のバランスの乱れが免疫力の低下を招き、それが病気の原因になる**ということが解明されたからです。

そのメカニズムは、交感神経《こうかんしんけい》が優位になると顆粒球がふえ、副交感神経《ふくこうかんしんけい》が優位になるとリンパ球がふえるということです。

たとえば、交感神経が優位になりすぎると、顆粒球がふえて体内の有益な常在菌《じょうざいきん》まで攻撃し、化膿性の炎症が起こります。さらには新陳代謝《しんちんたいしゃ》が促進されすぎて組織の破壊が起こってしまいます。

自律神経と白血球の関係

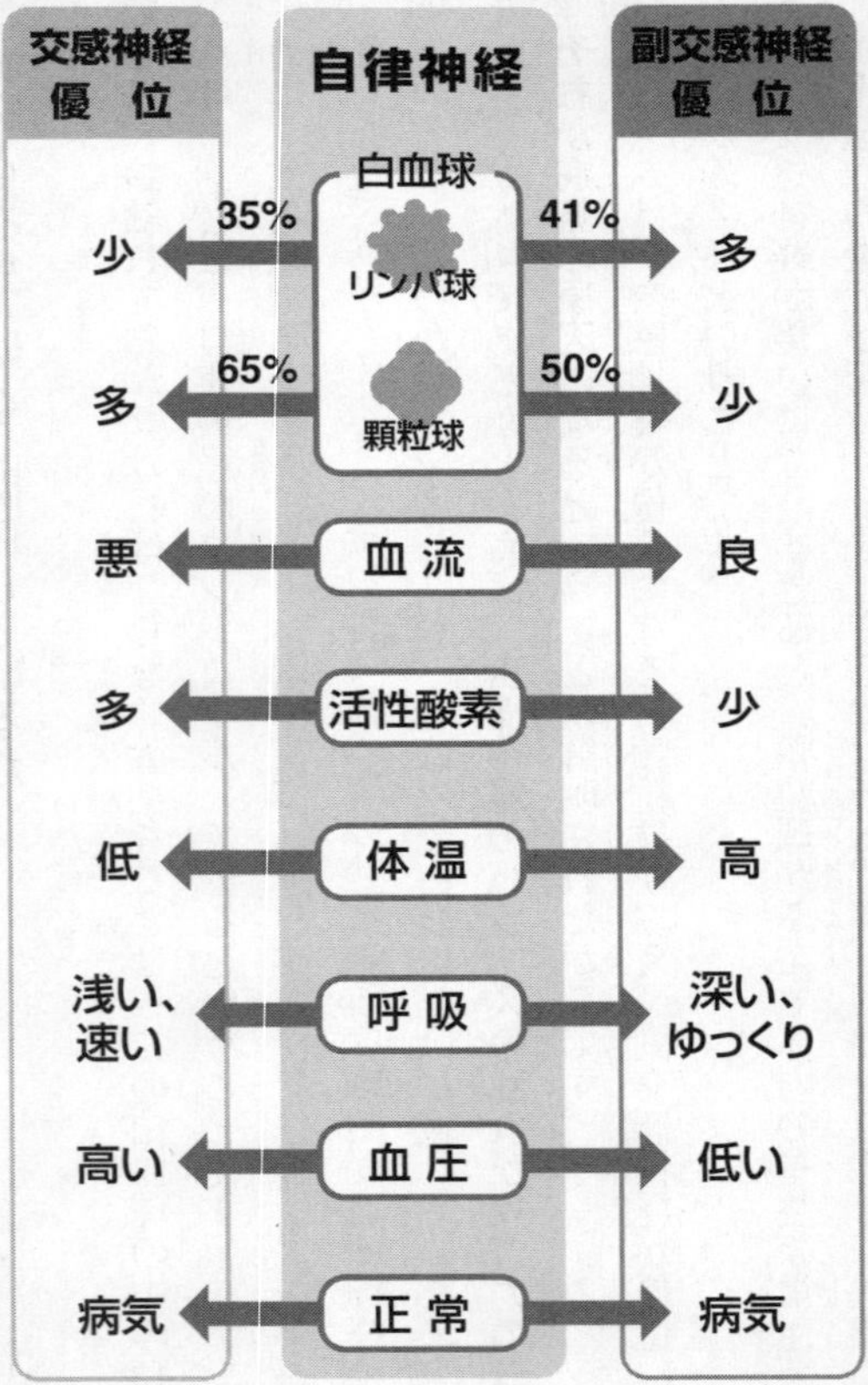

それに対して、副交感神経が優位になりすぎてリンパ球が過剰になると、抗原に敏感に反応しやすくなり、アレルギー疾患《しっかん》が起こりやすくなります。

ですから、交感神経と副交感神経のバランスがとれていることが、顆粒球とリンパ球の割合を健康に保つことにつながります。ここで問題になるのは、現代の社会では緊張状態がつづいていてストレスが強く、交感神経が優位になりすぎて顆粒球がふえ、それがさまざまな病気を引き起こすことになっているということです。

この構造を理解してもらえれば、ほぼ人間の免疫力の全体論をつかめると思いますので、これ以上くわしい話は省略しておきます（さらにくわしく免疫についての理論を知りたい方は、インターメディカル刊『未来免疫学』など、私の他の著作をお読みいただきたいと思います）。

11　自律神経はどういう役割をしているか

自律神経とは、私たちの体を構成する六十兆個の細胞を無意識のうちに調整している神経です。「自律」神経というように、普通は私たちの意志とは無関係に働いてい

自律神経の働き

自律神経の交感神経と副交感神経はそれぞれ相反する方向に働き、健康なときにはつねにバランスを保っている

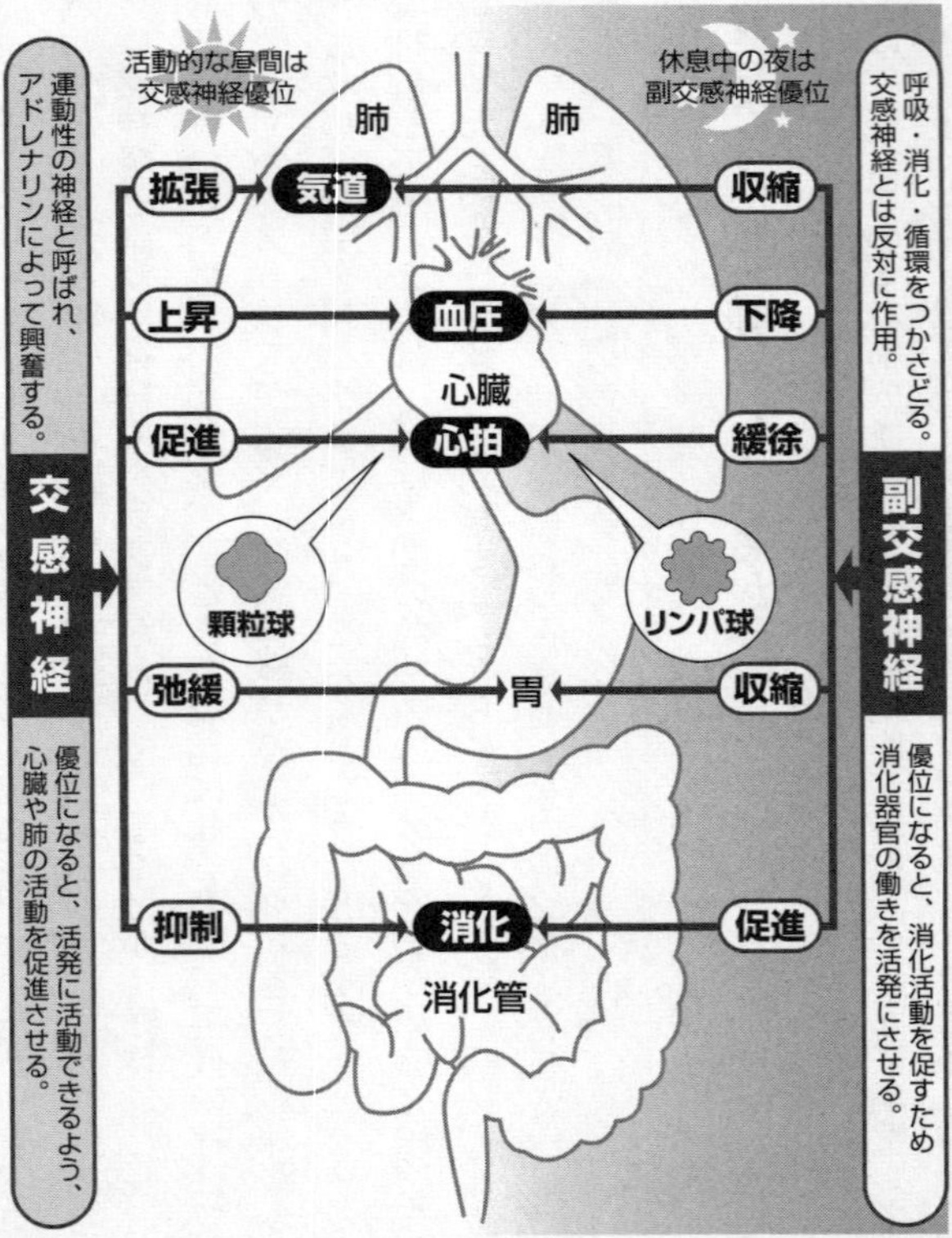

ます。たとえば、自律神経は、心臓の拍動《はくどう》や胃腸の運動のように意志によってコントロールできない運動をさせる働きがあります。

自律神経には交感神経と副交感神経があって、その両者が相反する方向に働いています。簡単にいえば、自律神経とは興奮する体調をつくるかリラックスする体調をつくるかを調節していると考えればいいでしょう。

働いているとき、スポーツをしているときなど、私たちが興奮するときに使う細胞は決まっています。それらの細胞にゴーサインを出すのが交感神経です。つまり、昼間活発に活動するときには交感神経が優位に働いています。

逆に、休む、眠る、食べる、こうしたリラックスして穏《おだ》やかになっているときに働く細胞も決まっています。それらの細胞にゴーサインを出すのが副交感神経です。

ところが、休むときに興奮のサインが出たり、その逆に興奮しなければならないときに休むサインが出たりして、そのバランスが崩《くず》れるのが自律神経失調症です。

自律神経は、私たちが一つの行動を起こしたときに、無意識のうちに瞬時に働く細胞を決定しています。そして私たちの体の中の細胞のほとんどは、この自律神経の支配を受けています。

専門的なことをいえば、自律神経がその細胞の近くまで伸びて、交感神経の場合はノルアドレナリンを分泌《ぶんぴつ》して細胞にシグナルを出して働かせます。さらに、副腎《ふくじん》の髄《ずい》質《しつ》からアドレナリンが出ます。そして心臓の拍動を高め、血管を収縮して血圧を上昇させることで体全体を興奮させ、体を活動的にさせます。

副交感神経の場合には、アセチルコリンを分泌して細胞にシグナルを出して、その細胞を働かせます。そして心臓の拍動をゆるやかにして血管を拡張させ血流を促《うなが》し、心身をリラックスさせます。また、副交感神経が優位になると、腺《せん》細胞の分泌や排泄《はいせつ》が促されて食欲も高まり、排便が促進されます。

まず生存に必要なのは消化・吸収であり、その機能を支配しているのが副交感神経なので、自律神経はもともと副交感神経から進化したと考えられます。さらに海から上陸した生物が重力に逆《さか》らって活発に活動するようになり、運動量を大幅にふやすために必要に迫られて交感神経が発達したのです。

自律神経は普通であれば必要に応じて働いていますが、それがうまく働かないときには体調が崩れます。それが自律神経失調症です。

たとえば副交感神経がきちんと働かないと、ゆっくりと休みたいときに血管が締まって血流が悪くなり、手足が冷えてくつろぐことができないことになります。

このような**自律神経の不調が生じるのは、おもに悩み、心配などのストレスのため**です。無意識に抑圧された過去のトラウマがストレスになることもあります。

大きな心配事があれば、食欲が落ちたり、よく眠れなくなるといったことは、誰にも経験があるでしょう。

それは心の状態が自律神経を左右し、体に大きな影響を与えるからです。逆に病気になれば、気分も落ちこんでしまうというように、体の状態も心に大きな影響を与えます。

このように、心と体の状態をつなげているのが自律神経なのです。

12　自律神経をコントロールすることはできるか

今述べたように、普段、自律神経は私たちの意志とは関係なく働いています。しかし、私たちの意志でコントロールできることもいくつかあります。

たとえば、たいていの人が経験していると思いますが、興奮したときになんとか落ち着こうとして深呼吸をしたことがあるでしょう。これは、交感神経優位で興奮した状態を、なんとか副交感神経優位の落ち着いた状態にもっていこうとしているのです。深呼吸をして空気をいっぱい吸ってゆっくり吐きだしてみると、気分が少し落ち着いてくるのが自分でもわかるはずです。普段、私たちは無意識に呼吸しています。不安なときは、いつの間にか浅くて速い呼吸になっています。それを自分の意志で、ゆっくり吸って、ゆっくり吐いてみてください。すると自律神経が交感神経優位から副交感神経優位に移っていくのです。

最近は、ヨーガや気功《きこう》などが健康にいいと注目されています。このように呼吸法が重要な要素になっているものは、私たちが日頃仕事に追われて興奮している状態を、自らの意志でリラックスした状態にもっていくことができる非常に有効な方法といえます。

もう一つは、噛《か》むことです。消化管は副交感神経支配で、消化器官の働きは口からはじまっています。口を動かすことは、消化器官を動かすことになり、それによって副交感神経を刺激することになるのです。

たとえば、意識的に口を動かす方法としてはガムを噛むことがあります。野球選手、ことに大リーガーたちはよくガムを噛んでいます。これは、口を動かすことで消化器官が働くので、過剰な興奮を鎮《しず》める効果があるわけです。

また、食べものをよく噛んで食べるのも副交感神経を刺激するのにいいようです。嚙みつづけることは、消化器官を動かしつづけることになります。昔から「よく噛みなさい」といわれるのも、それなりに科学的な根拠があるのです。

現代人はいつも仕事に追われ、ストレスの強い交感神経優位の生き方をしています。そのうえ、早飯であまり噛まずに食事を終え、またすぐに仕事にかかるということをつづけています。それでは、さらに交感神経を優位にさせ、消化器官がよく働かず消化吸収も悪くなるので体によくありません。

少なくとも、食事のときくらいはよく噛んで消化管を動かす時間を長くしたいものです。そうすれば、交感神経優位の世界から副交感神経を働かせるリラックスのモードに入れます。

自分で緊張を解《と》いて、**副交感神経優位の世界にするためには、ゆっくりと深呼吸をする、よく噛んで食べる**などを試みることです。

逆に、つねにだらけているような人は、副交感神経があまりにも優位になっているケースです。そんなときには、散歩や体操をするといいのです。アレルギーの子どもは副交感神経が優位な状態にあるので、それを治すためには、外に出して太陽の下で遊ばせ、運動をさせたり、乾布摩擦《かんぷまさつ》をさせたりすると効果的です。

これは交感神経を刺激して、リラックス過剰の世界から興奮の世界へもっていくことになります。こうしたことは、昔は科学的にわかっていなくても、先人の知恵でやっていました。しかし、今はそういう努力をせずに、すぐに薬でアレルギーを治そうとするので結局うまくいきません。

人間の体の基本を無視して、薬で症状だけとろうとしても、根本的に治るわけではないことをわかってほしいものです。

13 リンパ球の割合と病気はどのような関係にあるか

リンパ球の割合と病気との関係は大まかにいうと、次のようです。

白血球の中のリンパ球の割合が二〇～三〇パーセントの人はちょっとした病気になりやすく、一〇～二〇パーセントの人は大病し、一〇パーセントを切った人は一～二カ月のうちに死んでしまうことにもなりかねません。リンパ球が五パーセントを切ってしまったら、たちまち死んでしまいます。

それほど免疫力は人間の生きる力とかかわりがあります。

ガンでもエイズでも、いろいろな病気で死んでいく人は、死ぬ一ヵ月くらい前にはリンパ球が一〇パーセント程度になり、さらに減りつづけていきます。

だからこそ、抗ガン剤や放射線治療など、リンパ球を減らす治療はやってはいけないと、私は強調しているのです。たとえば放射線治療をすると、それまでリンパ球が三〇パーセントあった人でも、あっという間に一〇パーセントに近づいていきます。

放射線は健康な細胞もどんどん変成させて殺していきます。照射されたガン細胞だけでなく、そのまわりの正常な組織も死んでいくのです。さらに、細胞が死ぬと壊《こわ》れて酸化物になり、それが交感神経を緊張状態にします。

たとえば肺ガンの場合など、肺のその部分だけに放射線をあてるといっても、周辺にまで影響を与えます。まわりの組織の細胞までどんどん死につづけて、全身を交感神経緊張状態にすることになります。

だから、体のほんの一部に放射線をあてるだけだといわれても、絶対に受けてはいけないと指摘しているのです。

こうした治療が今もなおつづいているのは、ガンは悪いものだから人為的《じんいてき》にとり除かなくてはならないと考えられているからです。そこには、人間本来の免疫力が持つ大きな力への認識が欠けています。

手術して放射線をあて、さらに抗ガン剤を使うとなると、最終的にはリンパ球の割合が一〇パーセントくらいにまで下がってしまいます。そこまで免疫力を下げてしまって、もしガン細胞が残っていて再発したら、体にはもうガンと闘う力が残っていないというわけです。

ガンが再発したとき、抗ガン剤も放射線も効《き》かないといわれるのは、実際はリンパ球が少なく、ガンと闘えない状態になってしまっているからなのです。

14 免疫力が一定の水準以上ならガンにはかからないか

一般的には、免疫力が高ければガンにはならないといえます。しかし、中には免疫力が高すぎて発ガンする人がいます。ガン全体から見ると、**八割は無理してリンパ球**

が減って発ガンするというパターンです。ところが、残りの**二割はリンパ球が多すぎて発ガンすることがあります。**

すでに述べたように、健康な人のリンパ球の正常値は三五～四一パーセントですが、それが五〇パーセント以上、場合によっては六〇～七〇パーセントもある人がいます。そういうケースで発ガンする人が二割程度います。こうしたケースは圧倒的に女性に多いようです。

なぜリンパ球が多く、免疫力が高いのに発ガンするのでしょうか。この場合は、ストレスが強くてリンパ球が少なくなっている人とは逆に、リラックス過剰になっているからです。

こういう人は、一般に色白で不健康にぶよぶよした感じで、覇気《はき》のない顔色をしています。血管が開きすぎて、かえって血流が悪くなり、血流障害があります。血流がよくないので酸素もうまく運べないし、せっかくリンパ球が多くても体内に運べないのです。

そのうえ、リンパ球過剰な人の場合は運動不足で、血管が開いているのに筋肉からの放熱がないために低体温になり、血液の流れが悪くなるという現象が起こっています。リンパ球過剰な人は、血流が悪くてリンパ球が体内に回らないことがいちばん大きな問題なのです。

そしてもっとも血流が悪い部分がガンになりやすい部分です。乳ガンが女性に多いのも、乳房が出っぱっていて冷やされやすく、血流が悪くなりやすいからです。しかも、リンパ球過剰でガンになりやすい人の場合、太り気味で乳房も大きいから、よけいに血流が悪くなり、乳ガンになりやすいということになります。

こういう人たちの場合はもともとリンパ球が多いので、食事制限をしたり、運動をしたりして、血流をよくして、リンパ球が体内に回るようにすれば、比較的ガンは治りやすいのです。

15 いちばんかかりやすいガンは何か

日本では以前は、胃ガンが圧倒的に多かったのですが、今は肺ガンがふえています。肺ガンは、ガンの中で男性の死亡原因のトップです。ちなみに二番目は胃ガン、三番目が肝臓《かんぞう》ガン、四番目は大腸ガンとなっています。

女性の場合には、最近逆転して大腸ガンがトップになり、わずかな差ですが二番目が胃ガン、三番目は肺ガン、四番目は肝臓ガンです。

肺ガンがふえているのは、基本的にはタバコよりも大気汚染《たいきおせん》が大きい要因だと考えられます。さらにストレス、悩みが大きいことも影響しています。

大腸ガンがふえているのは、圧倒的に肉食の影響が大きいと考えられます。肉食は便通を悪くし、便秘《べんぴ》気味にします。

肉類は腸内で異常発酵《はっこう》を起こします。野菜は食物繊維《しょくもつせんい》が豊富で、水分を含んで膨張《ぼうちょう》し、腐敗物《ふはいぶつ》を一緒に排出する作用があるので、肉と一緒に野菜を豊富に食べれば、異常発酵を起こさないですみます。

だから、肉と一緒に野菜を多く食べる必要があるのですが、肉を好きな人にかぎって、野菜嫌いが多く、一緒にとらない傾向があります。便秘になると、大腸内に異常発酵した腐敗物がとどまります。それが、大腸ガンがふえている一つの原因と考えられます。

そこにさらに仕事などで頑張りすぎることが加わると、大腸ガンになる危険がいっそう高くなります。消化器系の働きは副交感神経支配の世界で、交感神経優位になると消化器系の働きが悪くなり、便秘などを起こしやすくなります。頑張りすぎる人はつねに交感神経が優位で副交感神経が抑制されているので、いっそう便秘しやすいのです。

ほかには男性の前立腺ガンもふえていますが、これは腰の血行不良が大きな要因になります。前立腺ガンの人には運動不足の人が多いのです。会社の社長や重役など、高齢であまり歩かない、動かない人がなりやすいといえます。

すべてのガンにはストレスが大きく絡《から》んでいます。とくに男性では、ほとんどが頑張りすぎによるストレスが大きいようです。女性の場合は家庭内のトラブル、職場の人間関係のトラブルなどで、くよくよするといった心の悩みが大きいようです。最近は乳ガンがふえていますが、女性が外で働くのが当たり前になってきた社会で、人間関係などの悩みを抱えることが乳ガンがふえていることと関係があるといえます。

16 自分の力でガンを治すことは可能か

早期ガンでは、免疫力を高めれば二〜三ヵ月で治癒《ちゆ》が可能といえます。進行ガンになると、一～二年はかかります。

末期ガンになると、治る率は低くなりますが、中には治る人も少なからずいます。その指標は、自分でご飯を食べられるか、散歩できるか、です。三大療法（手術、放射線、抗ガン剤）を受けてきて、自力でほとんど食べられない、歩けない状態になると、私の提唱する「四ヵ条」（序章参照、ことに「積極的に副交感神経を刺激する」こと）を実践できないので、治る可能性が低くなります。

免疫力を高めるためには、「自分で食べられる」「散歩できる」「入浴できる」ということが基本です。「自分で食べられる」とは、体に必要な栄養を自分で摂取《せっしゅ》できるということです。「散歩できる・入浴できる」とは、副交感神経を優位にする行為を自分の力でできることを意味しています。

自分で副交感神経を刺激し優位にすることができるかどうかが、ガンの治癒に向かえるかどうかを分けるといっていいのです。

早期ガンの人はもちろん、進行ガンの人でも、まだ普通に暮らせる人であれば、進行度によって治るためにかかる時間は違ってきますが、免疫力を高めることによってガンは必ず治ります。そのためには、日々免疫力を高めるための生活を根気よくきちんとつづける必要があります。

免疫力がすぐに高くならないと、自分のやっていることの効果がないのでは、とくよくよしたり、やめてしまったりしますが、それでは免疫力を高めることはできません。楽観的な気持ちで、自分がやっていることは必ず効果が出ると信じて、つづけていくことでガンは克服できるのです。

17　免疫力が急激に下がりだすのは何歳くらいからか

免疫力が下がりはじめるのは、一般には三十歳をすぎてからと考えられます。まだ免疫力が高い二十代の発ガンはごくわずかです。たまにあるとすれば胃ガンで、よほど無理な生活をつづけてきたか、非常につらい目にあった場合などには、そういうケースがあります。

若いときは生理的にリンパ球が多いのです。つまり免疫力が高いので、二十代のうちはかなりの無理をしても病気にはなりません。

三十代はまだまだかなりの無理はききますが、あまりに無理が重なると病気になってしまいます。

四十代以降は、無理できる許容量は少しずつ少なくなっていきます。それでも四十代であれば、まだ多少の無理はきくのですが、五十代になったら、もう無理はきかないと思ってください。この年代以降がガン年齢といえます。

たとえば、看護師のようにハードな仕事は、三十代まであれば夜勤のローテーションに入っていても大丈夫ですが、四十代になると夜勤はだんだんときつくなります。五十代の人は夜勤のローテーションには組みこまないくらいの配慮がないと、体力的にもたなくなります。

年齢に応じて体力が落ちるのと同様に、免疫力も落ちてくると考えていいでしょう。**免疫力は三十代が過渡期で、四十歳を境にして急激に落ちる**と思ってください。だからこそ、若いときには頑張って仕事をしても、四十代になればそろそろ頑張りすぎは反省して、生活を少しずつ変えていかなくてはなりません。

いわんや五十代になっても若いときと同じような無理を重ねていたら、病気になって当然なのです。

18 免疫力はいくつになっても高めることができるか

今、年齢に応じて免疫力が落ちるといいましたが、生活を変えれば、いくつになっても免疫力はある程度高めることができます。

沖縄県には百歳以上の老人が七百四十人（二〇〇六年九月末時点で、百歳以上の高齢者は全国に二万八千三百九十五人。沖縄県は人口十万人あたり五十四・三七人で全国トップ。厚生労働省発表による）います。そのうちの六十人を調べたところ、ほとんどの人のリンパ球が二七パーセントから三〇パーセントありました。健康な人が三五〜四一パーセントなので、少し低いとはいえ、百歳になってもそこまでの数値が保たれているのは驚異的です。

七十代の健康な人のリンパ球が、平均的には約三〇パーセント程度ですから、沖縄の百歳以上の老人は、リンパ球のレベルがほぼ健康な七十代の人と同じだといえます。

なぜそこまで沖縄の長寿者のリンパ球が多く保たれているかといえば、沖縄民謡を歌い、踊り、体をいつも動かしていて、よく笑う快活な生活をしているからだと考えられます。

体を動かして、笑ってほがらかに生きられれば、リンパ球は下がりません。しかし、七十〜八十歳をすぎると、体を動かすことが億劫《おっくう》になり、だんだんと体を動かさなくなってしまいます。

生活範囲も狭くなり、人づきあいも少なくなります。趣味などがなければ、楽しみといっても食事かテレビを見るくらいしかなくなり、いつも渋い顔をして笑わなくなりがちです。

そうした生活をしていたら、リンパ球は年齢以上に落ちていくことになりかねません。

沖縄の百歳以上の老人のデータは、積極的に体を動かして、社交的で明るく笑って生活していれば、いつまでも血行がよくリンパ球が減らずに、元気で長生きできることを証明しています。

いくつになっても免疫力を高めて、病気にならない生活をしようと思ったら、沖縄の老人たちの生き方が大いに参考になるはずです。

19　男と女で免疫力に差はあるか

男女どちらの免疫力が高いかといえば、圧倒的に女性です。その差は、男性が約七十九歳、女性が約八十六歳（厚生労働省によれば、二〇〇五年の平均寿命は男性七十八・五三、女性八十五・四九）という平均寿命の七歳の差として現れているといえます。

さらにいえば百歳以上の高齢者は、男性では四千百五十人に対して女性二万四千二百四十五人と圧倒的に女性が多く、女性が約八五・四パーセントも占めています。

その理由は女性ホルモンにあります。女性ホルモンは過多だと危険ですが、副交感神経優位の体質をつくる力があり、体形的にはふくよかさ、まるみとして現れます。女性ホルモンの力によって、女性は生理的に妊娠・出産のストレスに耐えられるようにできているのです。

だから、結婚適齢期の年代にリンパ球がいちばん多いのです。女性は、恋をするとその幸せが表に出て肌がみずみずしくなります。このような状態はエストロゲンでつくられる最高の副交感神経優位の体調です。

ちなみにエストロゲンとは、雌《めす》の動物に発情（estrus）を起こさせるものという意味で、一群の女性ホルモンをさします。エストロゲンは主として卵巣《らんそう》から分泌され、その分泌は黄体《おうたい》形成ホルモンによって刺激されます。作用としては、子宮の発達、子宮内膜・乳腺の発達、その他の二次性徴の促進、脂肪合成の増加、肝機能や骨代謝への影響などがあります。

エストロゲンの分泌がさかんになれば、妊娠できる状態になるわけです。そういう状態が、二十代から四十代までの、いわゆる出産可能時期の間つづきます。この時期は免疫力も高く、老化も進みません。

ですから、もともと**生理的な面から見ても、女性のほうが男性よりも免疫力が高い**のです。

20　免疫力が高くなればどんな病気にもかかりにくくなるか

免疫力はリンパ球の働きによっています。だから、白血球の中のリンパ球の割合が高ければ、免疫力が高いといえます。

副交感神経緊張状態で起こる病気

リンパ球の増加

花粉症（一部）／アトピー性皮膚炎
もともとリンパ球が多い体質の人は交感神経緊張刺激で発症する

アセチルコリンの作用

（血管が拡張し血流が増加する）
動脈の血流増加 ➡ 静脈で血液が停滞する
↓
うっ血状態（動脈と静脈の血流のバランスが悪くなる）
↓
酸化したステロイドなどの有害物質が蓄積する
↓
アトピー性皮膚炎（体質）／花粉症（体質）／
交感神経刺激で悪化する（発症する）
小児ぜんそく／アナフィラキーショック

（うっ血状態から）↓
のぼせ／蜂窩織炎性虫垂炎《ほうかしきえんせいちゅうすいえん》／うっ血しやすい人は交感神経緊張刺激でしもやけになる

（排泄の亢進）下痢／骨粗鬆症《こつそしょうしょう》／癒着性腸閉塞

（知覚過敏）かゆみの増悪／痛みの増悪／しもやけのかゆみ／頭痛の痛みなどが増悪する

（沈静・リラックス）うつ病／気力の減退／食欲亢進
➡ 過食を起こした反動で拒食になることもある

交感神経緊張状態で起こる病気

顆粒球の増加

（活性酸素による組織破壊が起こる）ガン／胃潰瘍／潰瘍性大腸炎／十二指腸潰瘍／白内障／糖尿病／橋本病／甲状腺機能障害

（化膿性疾患が発症する）急性肺炎／急性虫垂炎／肝炎／腎炎／膵炎／化膿性扁桃炎／口内炎／おでき／ニキビ

（組織の老化が進む）シワ／シミ／動脈硬化

アドレナリンの作用

（血管が収縮し血流障害・虚血状態が起こる）肩こり／手足のしびれ／腰痛／膝痛／各部の神経痛／顔面麻痺／関節リウマチ／五十肩／痔／動脈瘤／歯槽膿漏／脱毛／めまい／高血圧／脳梗塞／心筋梗塞／狭心症／不整脈／動悸・息切れ／偏頭痛／しもやけ／冷え性／アトピー性皮膚炎

（排泄・分泌能の低下によるためこみの促進）便秘／胆石／結石／脂肪肝／尿毒症／ウオノメ／ガングリオン／妊娠中毒症／口渇感／食中毒／冷や汗（汗の分泌異常）

（知覚が鈍る）味覚異常／視覚低下／難聴／痛覚の低下

（緊張・興奮）イライラする／怒りっぽい／不眠／喉の狭窄感《きょうさくかん》／食欲減退／ヤケ食い

ただし、それにも適正があることはすでに述べたとおりです。あまりにもリンパ球の割合が高く五〇パーセント以上になると、今度は低血圧になったり、血管が開きすぎて、筋肉からの発熱がなくなって低体温になり、血流障害が起きて発ガンしやすくなります。

白血球の中の顆粒球とリンパ球は自律神経が拮抗《きっこう》関係をつくっています。顆粒球は交感神経支配を受けて活性化し、逆にリンパ球は副交感神経の支配を受けて活性化するという関係です。

リンパ球の割合を高めるということは無理な生き方をしないことですから、無理して起こる病気にはならなくなります。

無理をする人は、食道が荒れています。神経性食道炎といって、免疫が下がってくると、黴《かび》が生《は》えてきます。症状は胸焼け、掠《かす》れ声などです。疲れた人は声が掠れますが、それは食道や気管が障害を受けるからで、とても苦しいものです。そういう人は頑張りすぎているので、そのままの生活をつづけていると、ついには喉頭《こうとう》ガンか、食道ガンになる危険があります。

喉頭ガンや食道ガンは、典型的な頑張り屋の人がかかる病気といえます。頑張るときには、人は自然に声が大きくなります。そこで咽頭《いんとう》や食道がやられやすくなるのです。その結果、喉頭・咽頭・甲状腺《こうじょうせん》・食道ガンにまでいたることがあります。

さらに下の部位にいくと、胃潰瘍・胃ガン、十二指腸潰瘍、クローン病・潰瘍性大腸炎、大腸ガン、痔《じ》・直腸ガンになりやすくなります。

大腸ガンはよく聞くと思いますが、小腸ガンというのはほとんど聞いたことがないでしょう。なぜなら、小腸はリンパ球の層が厚くて顆粒球が入っていけない場所なので、小腸だけはほとんど発ガンしないからです。

顆粒球は骨髄でつくられて粘膜《ねんまく》で死んで、常在菌を防御しています。しかし、いきすぎると常在菌と闘って粘膜破壊を起こす現象を生じます。その代表例が歯槽膿漏《しそうのうろう》や痔で、最終的には膿《うみ》を噴きだします。膿は顆粒球の死骸《しがい》です。

顆粒球は必要なものですが、ふえすぎると、こういう悪さをします。だから、一般には免疫力を高めるイコール、リンパ球を多くすると、とらえていいのです。ただし、リンパ球がふえすぎても、また逆に問題が生じることはすでに述べたとおりです。その場合でも、もともとリンパ球の多い人は免疫力が高く、体を動かして、太りすぎを是正《ぜせい》することで健康を回復しやすいといえます。

豊かな社会になって、専業主婦の中にはそういう人たちが出てきているようです。家電製品が進歩して便利になり、家事に手間がかからなくなり、食事も手を抜けるようになると、主婦の人たちもあまり体を動かさなくなります。栄養のあるおいしいものを食べて、テレビばかり見ているというラクな生活をしていると、リンパ球過剰になりかねません。場合によっては、リンパ球が五〇パーセントを超すようなことさえあります。

そういう人には悩みがまったくないかといえば、そうではないようです。実際、過食はストレスが背景ではじまることが多いのです。食べることで、ストレスを解消しようとしているわけで、食べることが欲求不満の代償《だいしょう》行為になっています。

そういう場合は、まず悩みを解消することに立ち向かわなければ、不健康な体質を変えることはできません。

21 「ガンにならない体質＝どんな病気にもかかりにくい体質」か

ガンにならない免疫力を高める生活をすれば、どのような病気にもかかりにくくなります。ガンにならない体質イコール、他の病気にもならない健康な体質といえます。

ガン以外で死亡率が高いのは、今は心臓疾患と脳血管疾患です。一九八〇年代半ばからは、脳血管疾患を抜いて、心臓疾患がガンに次いで二位になっています。狭心《きょうしん》症《しょう》や心筋梗塞《しんきんこうそく》などの病気が多くなっているということです。

これらの心臓疾患はガン同様、仕事のしすぎなどの無理な生活から来ています。無理な生活をあらためてリンパ球をふやせば、血流がよくなり、心臓の血管障害もなくなります。

ガン体質をなくすことが、他の病気もすべて遠ざけることにもなるのです。

逆にリンパ球の割合が高すぎて悪い例は、すでに述べたように血流障害を起こすようなところまで、逆に高くなった場合です。

リンパ球がふえすぎると、風邪をひいたとき高熱が出やすい、虫さされで腫れあがるなどということがあります。

アトピー、喘息《ぜんそく》、アレルギーなどの病気も、リンパ球が多すぎるケースです。アトピーの場合は、体を鍛《きた》えて、リンパ球を少し減らすようにすることで改善していきます。

基本的には、リンパ球をふやして免疫力を高めることは、どんな病気にもかかりにくくなると覚えておいてください。

22　どんな病気でも手術はできるだけ避けたほうがいいか

大手術をすると、患者が元の姿とは似ても似つかない姿になって戻ってくることがあります。実際、それまで元気はつらつだった人が、心筋梗塞のバイパス手術を受けたら、一気に十歳も年をとったような姿になってしまったことがありました。

大手術をすると、免疫力は大きく落ちます。大きな手術になればなるほど、細胞組織が破壊され、それが大きなストレスになるからです。

手術は体に負担をかけますから、けっしていいことではありません。最近では、体になるべく負担をかけないように、切開せずに何ヵ所かの小さな穴を開ければできる内視鏡《ないしきょう》手術などが出てきました。

内視鏡手術がさかんになってきたのは、手術自体で患者の体が弱ってしまうことを、ほとんどの医者が知っているからです。

手術が体への負担が大きく、免疫力を落とすことは、ガン以外の手術でも同じです。だから、どうしても手術をしなければならない場合でないかぎり、手術はなるべくしないほうがいいのです。とくに高齢者の手術は、できるだけ避けたいものです。

ことに女性に多いのですが、高齢になると股関節《こかんせつ》が悪くなり、金属などを入れる手術を受ける人が多くいます。

それほど痛みがなくなんとか歩けるようならば、手術はできるだけやらないほうがいいという医者も、今は多くなってきました。それでも、まだまだ手軽に行われています。

それは、関節は血流をよくすることで自己修復できるということが、まだ医者にもきちんと知られていないからでしょう。

この場合は、できるだけ手術は避けて血流をよくするように心がけることです。また、痛み止めなどを飲みつづけていると、いっそう血流が悪くなって悪化を早めます。体を温《あたた》め、血流をよくする運動を根気よくつづけることです。

23 活性酸素とガンとの因果関係はあるか

私たちの細胞は代謝を行うと、酸素を消費するので活性酸素が出ます。その活性酸素をつくる元になるのが顆粒球です。私たちの体の七割の活性酸素が顆粒球から放出されているといわれています。だから、顆粒球が多いと色が黒くなって活性酸素焼けしてきます。シミなどは、老化によって皮膚に現れる活性酸素焼けの一種です。

ある程度であれば、細胞が壊されても新たな細胞に置き換わります。ところが顆粒球が集まりすぎて壊されつづけると、必要以上に細胞の増殖《ぞうしょく》が促されることになります。すると活性酸素が過剰に発生して、それが繰り返されると再生上皮《じょうひ》ガンが発症することになります。

ガンの発生母体は、上皮細胞か腺細胞であり、いつも再生している場所です。顆粒球が押しかける常在菌がいる場所に上皮細胞と腺細胞があります。

だから、それが壊されつづけて再生を過剰に促されると、障害を起こして発ガンすることになるのです。

活性酸素が多くなるのは、顆粒球が過剰になっているためですから、逆にリンパ球のほうは少なくて、免疫力は低下した状態になっています。

ただし、活性酸素を必要以上に悪者にするのも問題です。私たちが摂取した食べものは、呼吸によって体内に取りこまれた酸素によって、細胞内で酸化されてエネルギーに変えられます。活性酸素は細胞を酸化することで行動を活発化させる働きもしています。

つまり、活性酸素が適度に生じる状態は、新陳代謝が活発で交感神経優位の活動的な状態になっているわけです。

うつ病の人の血液を調べると、顆粒球が非常に少ないです。顆粒球が極端に減少した状態になると、元気がなくなるということがいえます。

顆粒球過剰な状態は、つねに活性酸素を発生させ、活性酸素が過剰な状態になって組織破壊を修復できなくなってしまうわけです。逆に顆粒球が低くなりすぎると、元気がなくなってしまいます。ここでもバランスが大事なことがおわかりいただけるでしょう。

24 発ガン物質は本当にガンの原因か

たとえば、魚の焦《こ》げ、タバコ、食品添加物、排気ガス、トリハロメタン、大気のベンツピレン（ディーゼル排気ガス中などに含まれる微粒子）などが発ガン物質といわれています。

これらの発ガン物質は、みんな外から来ると思っていたので、これまではガン発症の謎《なぞ》が解けなかったのです。もし、それらのものによって発ガンするとしたら、誰もそこから逃れることはできないことになります。

発ガン物質によって発ガンするという考えで代表的な例は、コールタールを皮膚に塗《ぬ》ると発ガンするという研究です。コールタールによって皮膚にストレスを与えることで、実際に発ガンするというものです。

この研究は、外部から悪いものが私たちの体に入ってきて、体の中のガン遺伝子の引き金を引くという考え方から行われてきたものです。実際に発ガンしたために、私たちの体に外から発ガン物質が入ってきて、発ガンさせるという考えが広まったわけです。

しかし、こうした外からの物質によってガンになるという考え方からは、私たちが無理をしたり悩んだりして交感神経優位の状態になり、顆粒球が粘膜を破壊しつづける、そのために活性酸素が過剰にできて細胞を壊すというような発想はまったく出てきません。

だから、私は発ガン物質の研究がガンの本当の姿を隠したといい切ってもいいくらいだと思っています。

実際に発ガン物質で発ガンするという例は、とても少ないと考えていいと思います。たとえば、発ガン物質の中でも、今、タバコは非常に悪者になっています。しかし、タバコの喫煙率はどんどん減っているのに、肺ガンはふえているという事実があります。発ガンの原因をタバコに転嫁すると、その謎は解けません。

私たちが無理をすること、悩むことによって、顆粒球がふえます。そういうステップを踏んで発ガンしていると考えないと、問題は解決しないのです。

発ガン物質というものがあったとしても、ガン全体のうちのごく一部にしか関与していないと考えたほうが説明がつきます。

たとえば、極端に発ガン物質をとったり、その影響を受けた場合でしょう。チェルノブイリの原発事故の後で周辺地域のガンの発生率が高まりました。これは、放射線の影響で住民のリンパ球が極端に減って、免疫力が下がったことが大きな原因と考えられます。

放射線を浴びるということでは、レントゲン撮影などをする健康診断も危険性があるといえます。頻繁《ひんぱん》に放射線を浴びるようなことをすれば、当然、リンパ球が減ることが考えられるからです。

また、電磁波《でんじは》も危険です。家電製品や携帯電話など、身近な電気製品などからも電磁波が出ています。私たちの生活は、こうした家電製品に囲まれています。その点では、つねに電磁波の影響にさらされているといえます。

ほかに、発ガン物質として、私たちの生活に大きな影響があると考えられるものに農薬があります。残留農薬は玄米の糠《ぬか》成分に入っているので、体にいいといわれている玄米でも、食べるとかえって体に悪いという人もいるくらいです。

しかし、玄米はそもそも血流をよくし、リンパ球をふやし、排泄作用を高め、便秘を解消するなど、悪いものを排泄する力が非常に強いものです。たしかに玄米は農薬を抱えこみやすい点もありますが、それ以上に体から老廃物《ろうはいぶつ》を排出して、血流をよくする作用が強いといえます。農薬の影響よりも、むしろ玄米の免疫力を高める作用のほうが高いと考えられます。

これから発ガン物質として問題になるとしたら、身のまわりに大きな比重を占めるという点で、電磁波と環境汚染の加速による大気汚染でしょう。それらの影響は個人レベルで身を守ることができるというものではなく、人類が力を合わせて取り組んでいかなくては解決しない問題です。

個人レベルで考えれば、必要以上に発ガン物質に神経質になることはありません。細かいことは気にせず、免疫力を高める食べものを多くとるように心がけることがガンを予防することになります。

第2章

免疫力を高める食べもの・食べ方

25 ガンになりやすい食べものはあるか

ガンになりやすい食べものイコール、免疫力《めんえきりょく》を下げる食べものということができます。

もっともガンになりやすい食べものといえば、肉です。ことに野菜抜きの肉食は大腸ガンになる危険が高いといえます。

将棋《しょうぎ》の大山康晴《おおやまやすはる》元名人は、便に血が出たからと検査に行って大腸ガンが見つかりました。大山さんは、元気をつけようと思って肉をよく食べていたようです。当時、大山さんは五十代で、まだ現役《げんえき》として活躍していました。その活力源にしようとして、肉を主体に食べていたというわけです。

精力的に活躍するには、たしかに肉食は活力源になります。しかし、肉ばかりを食べていると、顆粒球《かりゅうきゅう》優位の世界になります。活力源としては、肉でも牛肉がいちばん効果的ですが、牛肉は豚肉や鶏肉と比べて、もっとも便に腐敗臭《ふはいしゅう》が出ます。活性酸素が過剰《かじょう》に出ることにもなります。

そのために細胞の組織破壊を進めることになります。ことに大腸が打撃を与えられやすいので、大腸ガンになりやすいのです。だから、ステーキなどを頻繁《ひんぱん》に食べていると、活力は出るかもしれませんが、野菜も一緒に食べるようにしないと、大腸ガンの危険性がどんどん高くなります。

野菜を一緒に食べると、野菜の繊維質《せんいしつ》が消化を促進してくれます。肉は消化に長い時間がかかるので便秘《べんぴ》がちになります。便秘になれば、それだけ体内で腐敗が進むことにもなります。だから、肉が好きな人は一緒に野菜を多くとる必要があります。それに気をつけてさえいれば、それほど神経質になることはありません。

一般に年をとるにつれて、だんだん肉から魚や野菜へと好みが変わっていきます。それは、体がそれだけエネルギー源になる肉を必要としなくなるからです。

老化すると、自然に交感神経《こうかんしんけい》の緊張が強くなります。リンパ球が減ってくるので、身を守る自然の本能のようなものから、それを補《おぎな》おうと野菜をとるようになると考えられます。

私も五十代半ばをすぎた頃から、肉は週一回くらいしか食べなくなっています。おもに魚、野菜、海藻《かいそう》などを食べるようになってきました。それも自然に好みが変わってきたようです。

食べものが変わってくると、性格も穏《おだ》やかになるようです。年をとるにつれて徐々に玄米菜食に切り替えてきましたが、体にも心にもいいようです。

26 お焦《こ》げが発ガン物質というのは本当か

発ガン物質としてよく知られているのがお焦げです。たしかに私の身近で知っている例では、ご飯のお焦げを毎日食べていたら、十年で胃ガンになった人がいます。

私の父親は営林署の診療所の医者でした。営林署の賄《まかな》いの人は、作業員や職員の人たちのご飯の支度をしていましたが、私の子どもの頃のことですから、今のように電気釜などはなく、薪《まき》で炊《た》いていました。すると、どうしても下のほうにお焦げができます。その人は、みんなには焦げていないご飯を食べさせて、自分は最後に焦げたところを食べていました。

その人は、三十歳の頃に賄いで入って、四十歳の頃に胃ガンになってしまいました。彼の場合は、毎日三度の食事で十年間にわたって、いつもお焦げを食べつづけていたわけです。

しかし今の時代、電気釜で普通にご飯を炊けばお焦げなどはできません。時代が変わって、お焦げを何十年も食べつづけるということがなくなったのですから、それでガンになるなどというのは、可能性として考えなくていいと思います。

焦げた食べものが問題になるとしたら、魚の皮など焦げた部分を食べるといったことでしょう。

しかし、魚でも他の食べものでも、いつも焦がすわけではありません。また、焦げた部分を食べるといっても、毎日食べるわけではないでしょう。その頻度《ひんど》を考慮に入れれば、お焦げの発ガン物質としての危険性はほとんど考えなくていいと思います。

お焦げについては、発ガン物質として神経質になる必要はまったくないし、心配する必要もありません。

27　菜食主義は免疫力を高めるか

たしかに菜食主義の人のほうがリンパ球が多く、免疫力が高いといえます。ただし、リンパ球が多いということは副交感神経《ふくこうかんしんけい》支配の世界ですから、気迫《きはく》はあまり湧《わ》いてきません。その点では、若いときから菜食主義では仕事をガンガンやる生き方には向いていません。現役を退《しりぞ》いたお年寄りが菜食主義になるのは、のんびりと生きるのに向いているといえます。

しかし、いくら健康で長生きすることが大事だといっても、若いときから健康第一で、勉強もほどほど仕事も適当でまったく無理をしない生活では、はたして人間として充実した生き方といえるでしょうか。

若いときからガンになることばかり心配して生きていたら、それこそつまらない人生なのではないでしょうか。

菜食主義の人と話すと、自分の健康のことばかりを考えていて、仕事などに対する気迫がまったく感じられないことが多いものです。若いときから肉をまったく食べずに野菜だけを食べるという食生活では、やはり活力は出てこないように思えます。

健康はもちろん大切ですが、若いときは、まずは自分がやりたいことに打ちこむことでしょう。たとえば、研究者ならば、夜遅くまで研究に打ちこんで成果を出す、ビジネスマンであれば仕事に打ちこんで業績を上げることが、生きがいにつながるでしよう。

二十代、三十代の若いときからガンのことばかり心配して、肉を一切食べずに野菜だけを食べていたら、活力は出てきません。

私は玄米菜食を推奨《すいしょう》していますが、それはそれまで無理に無理を重ねてきてガンになるような生き方をしてきた人たちに対してなのです。すでに述べているように、ガン年齢の五十代になったら食事に気をつけたほうがいいということです。

また、まったく肉や魚を食べずに、玄米菜食になると性欲も減退します。ガンになった人は、まずガンを治《なお》すことが第一ですから性欲などはなくなってもいいかもしれません。しかし、性欲は人間本来の意欲や気迫にも結びつくものですから、健康でまだまだバリバリと働きたいという人には、ある程度必要です。だから、肉や魚をバランスよく食べることが必要なのです。

まず、自分の人生にとって何がいちばん大切なのかを考えてほしいものです。人間は、ガンにならないで長生きするだけが人生の目的ではないでしょう。子どもは成長しながら体を鍛《きた》えていく必要があるし、若いときはバリバリと仕事をしなくてはなりません。そんな活力は菜食主義では出てきません。そこを間違うと、人生の目的がただ長生きすることだけになりかねません。

しかし、ガンになってしまった場合は、その人のそれまでの生き方が食事も含めて破綻《はたん》をきたしたということを示しているわけです。そこまで免疫力が落ちてしまったら、生活を変えて、食事を見直して、リンパ球をふやす玄米菜食にしたほうがいいということです。

一般的には極端な菜食にする必要はありません。要は**肉や魚も食べるが野菜も多くとるというように、バランスのいい食事を心がければいい**のです。

28 塩分は気にかけたほうがいいか

現代では、昔のように塩分のとりすぎはほとんどなくなったと考えられます。なぜならば、ほとんどの人が肉体労働をしなくなっているからです。肉体労働をすると発汗《はっかん》するので、どうしても塩分が必要になり、塩分をとりたくなります。だから、昔は漬けものなども塩分が非常に多かったのです。

しかし、今のように会社の中でのデスクワークが主体になると、日常生活ではあまり発汗しないので、体がそれほど塩分を必要としません。そういうことから、ほとんどの食べものが塩分は薄めになっています。

今では、塩分については健康上ほとんど問題にならなくなっています。

しかし、今でも高血圧というと、なんでも塩分のとりすぎで起こっていると考える傾向があるようです。そのため高齢者の高血圧に対して、塩分を制限したりします。塩分にこだわりすぎて高血圧を治せずに、結局、血圧降下剤などの薬に頼ることになるのです。

今は高血圧の原因は、塩分のとりすぎよりも、圧倒的に多いのが悩みや無理が重なることです。交感神経が緊張状態になり、血圧が上がるからです。すると、治し方も全然違ってきます。つまり、悩みが多いのか、長時間労働で無理をしていないかをチェックして、それを改めないと治りません。

塩分の問題で理解しておいてほしいのは、ナトリウム塩は血圧を上げますが、マグネシウム塩は血圧を下げることです。ミネラル自体は絶対に必要ですから、精製された食塩（ナトリウム塩）をとらずに、海からとったマグネシウム塩をとれば、塩で高血圧になることはないのです。

今は塩分のとりすぎに神経質になる必要はありません。むしろ、血圧を上げるのは、悩みや働きすぎだということに注意を払ってほしいものです。

29 甘いものはどうか

甘いものは一時的にリラックスさせる力は強いのですが、その効果の持続時間は長くありません。甘いものには精製された糖分が含まれています。精製された糖は一瞬の間に吸収されてしまいますから、リラックス効果もすぐに出ます。しかし、持続時間が短いので、その効果はすぐになくなります。そのために、かえってイライラすることになります。

同じ糖分でも、お米の場合、分解して糖分にするためには消化に時間がかかります。その間、副交感神経を刺激しつづけるので、リラックス効果が持続するのです。

疲れたときにちょっと甘いものを食べるのならいいのですが、甘いものを食べつづけていると、甘いものをとりつづけていないとリラックスできないようになってしまいます。

子どもたちが甘いものをとりすぎると、キレやすくイライラしやすいというのは、このように効果がすぐに切れてしまうからです。そのためにリラックスする時間よりも糖分が切れてイライラする時間のほうが長くなって、かえってストレスを強めます。甘いもののとりすぎはリラックス効果よりも、むしろその効果が切れたときの副作用のほうが怖いのです。

甘いものはその場のストレス解消にはなるのですが、持続時間が短いことが欠点です。それを持続するためには、いつも甘いものをとっていなければならないことになります。それが肥満に結びつき、体を壊《こわ》すことにもなりかねません。

30　キノコで免疫力は高まるか

消化しにくく、いつまでも消化管を動かす食べものとしてキノコ類があります。そのために、リラックス効果は持続します。それがガン予防やガンに効果があるということにも結びついているのです。

なぜいつまでも消化管を動かすことになるのかといえば、キノコ類にはβ《ベータ》-グルカンという不消化多糖が含まれているからです。

私たちの体には、このβ-グルカンを消化する酵素《こうそ》がなく、消化できません。私たちの体はこれをなんとか消化しようと、一生懸命に消化管を動かすのです。

消化管を動かすことは副交感神経を刺激しつづけることになります。そのために便秘などは治り、老廃物《ろうはいぶつ》を排出させ、腸管にリンパ球がふえてくるという作用をもたらします。それが、キノコが免疫力を高める理由です。

31 玄米にはどんなパワーがあるのか

私は、ガンになった方から相談を受けると、必ず玄米菜食をすすめています。というのは、免疫力を上げる食べもので、玄米以上のものはないのではないかと思っているからです。

玄米とキノコを組み合わせてとることがもっとも体にいいと思われます。もし、ガンになってしまったら、キノコの煮物と玄米を毎食のように食べれば、かなり効果が上がるはずです。

玄米がいいのは、食物繊維が多いことと、生命体として過不足がないことです。一つ一つの生命体は構成要素が同じで、生命体を維持するためのすべて栄養素が入っています。だから、種子、小魚など生命体を丸ごととれば、過不足ない栄養を吸収できます。

それに対して、精製したもの、生命体の一部だけをとってばかりいると、バランスが崩《くず》れてきます。

もし、精製したものを多く食べているならば、現代栄養学でいわれるように一日三十品目食べなければ、バランスがとれないことになります。しかし、玄米をとっていれば、それだけで一つの生命体ですから、あとは二〜三種類、たとえばキノコ、小魚の干物、野菜の煮物などを付ければ、それでバランスがとれます。

玄米のパワーのすごさは、体が変わるのを自覚できるほどです。私が玄米食に変えたときには、二週間でその違いがはっきりわかりました。まず、体がポカポカしてきて、皮膚もすべすべになってきました。一日三食すべて玄米食にしなくても、一、二食を玄米にするだけでも効果はあると思います。

また、玄米は精米よりもずっと硬くて食べにくいので、どうしてもよく嚙《か》まなければばなりません。よく嚙むことは副交感神経の刺激になり、免疫力を高めることになります。しかも、ゆっくりと食べるので、少量でお腹がいっぱいになってしまいます。はじめから全部玄米にしなくても、まずは慣れるまでは白米と半分ずつ混《ま》ぜてもいいでしょう。体のことが気になってきたら、ぜひ玄米食にしてみたらいかがでしょうか。

32 お茶に含まれるカテキン、カフェインはどうか

お茶などに含まれているカテキンやカフェインは栄養にならない毒物です。このような毒物は、少量を摂取するならいいのですが、たくさんとりすぎると危険です。カテキンとカフェインは、まず副交感反射を起こします。だから、お茶には利尿作《りにょう》用があって、飲むとおしっこに行きたくなります。

しかし、とりすぎると、脈が速くなって交感神経緊張状態になります。カフェインが含まれるコーヒーもそうですが、お茶を飲みすぎると、かえって喉《のど》が渇《かわ》きます。それは交感神経が緊張するからです。

　ですから、**お茶やコーヒーは飲みすぎると免疫力が高まるどころか、かえって逆効果になってしまいます。**

　利尿作用の段階で止めておかないといけません。大量にとって、脈が速くなるとか、夜眠れないところまでいくと、交感神経緊張状態で健康にプラスにはならなくなります。

　よく、お茶は体にいいからとたくさん飲む人がいますが、飲みすぎはかえってよくないということを理解してください。これは日本茶だけでなく、同じようにカフェインなどが含まれているコーヒー、ウーロン茶、紅茶なども同様です。

　コーヒーなど、昼間は多少大目にとっても、仕事で交感神経を緊張させる必要もあるのでいいのですが、睡眠を妨《さまた》げることになる夕方以降は少量にする必要があります。

33　酢やポリフェノールは本当に体にいいか

　酢は、アルコール以上に腐敗が進んだ状態の物質です。でんぷんがアルコールになり、ついで酢になり、さらに炭酸ガスと水に分解されるわけです。アルコール発酵《はっこう》が

いやなものに対する反射

刺　激		反　射
寒さ	→	くしゃみ／とりはだ／利尿
苦味（酸味）	→	吐きだす／唾液分泌／消化管の蠕動《ぜんどう》運動／排便／利尿
辛味	→	ほてる
花粉	→	鼻水／くしゃみ／涙
ごみ	→	咳／喘鳴《ぜんめい》／涙
吐瀉物《としゃぶつ》	→	吐きだす
精神的にいやなこと	→	嘔吐感《おうとかん》
漢方薬（鍼灸《しんきゅう》）	→	利尿／消化管の蠕動運動／排便／下痢／唾液分泌／血流改善（暖かい）

進んで酢酸《さくさん》にまでなったのが酢で、そういう意味では老廃物です。老廃物は体にとって毒なので、私たちに酸《す》っぱい刺激を与えるわけです。

それは、排泄《はいせつ》すべきものが体に入ってきたことを察知して、排泄反射が起こるからです。

子どもが酢《す》を嫌いなのは、そのことを本能的に知っているからです。年をとるとともに、それまで嫌いだった酢のものを好むようになるのは、老化によってたまってきた老廃物を排泄してすっきりしたくなるという体の要求からなのです。

また、酸っぱいものを口に入れると唾液《だえき》がたくさん出てくるのは、排泄促進のために副交感神経が反応して分泌《ぶんぴつ》活動が促《うなが》されるからです。つまり、体から老廃物を出そうとする反応なのです。そのときに、副交感刺激のためにリンパ球の働きも活性化されるわけです。

私たち大人は交感神経優位になっているので、ちょっと酢を口に含んで副交感反射を誘発することを経験で覚えて、酢のものを食べられるようになってきたのです。

ですから、酢のものを食べた後はさっぱりして気持ちがいい、おしっこが出る、血流がよくなるというような反射が出てきます。

酢が健康にいいのは、このように少量をとって排泄反射を促すからです。ほかにいいことは、成分として酵母《こうぼ》やアミノ酸なども含まれていることです。

　酢をとるときに気をつけないといけないのは、空腹時に飲まないこと、大量に飲まないことです。たとえば、いくら黒酢がいいからといっても、お猪口《ちょこ》一杯を無理して飲んだりすると、かえって胃が荒れて、消化管の動きも悪くなり、吹き出ものが出たりします。それではストレスになり、交感神経緊張を招くことになります。少量を水などで薄めてとるくらいでちょうどいいのです。

　また赤ワインやココアなどに含まれているポリフェノールも体にいいといわれます。しかし、ポリフェノールも酢と同様、基本的には体に毒です。ポリフェノールも少量とったときには、利尿作用や血流促進作用がありますが、とりすぎると毒になります。ココアやチョコレートも同様で、少量ならばリラックスさせる効果がありますが、たくさんとると興奮剤になってしまいます。

　このように、酢やポリフェノールがいいなどといろいろな健康情報が流れていますが、どんなにいいといわれているものでも適量があることを知ってほしいものです。わかりやすいのは、飲んで気持ちがいいところでやめておくことです。

つらい思いをしてまで無理してとろうとすると、かえって体に悪いことになってしまいます。まじめな人が、「これが体にいい」などと聞くと、ついとりすぎる傾向があるので、そのへんは注意してください。

34　ショウガやニンニクはどう作用するか

ショウガには利尿作用があって、ショウガ砂糖湯などを飲むとすぐおしっこに行きたくなります。それは、副交感神経を刺激するからです。ショウガ、唐辛子《とうがらし》、ワサビなどは薬味《やくみ》といわれるように、本来は薬で、少量とって副交感反射を誘発するものです。つまり、少量であれば免疫力を高める作用があります。

少量で薬の効果があるのであって、とりすぎるとかえって体に悪いのです。だからショウガ砂糖湯なども三〜四杯も飲むと、かえって喉がカラカラになって唾液が出にくくなり、胃の調子が悪くなります。少量で薬として効果があるものだからこそ、「薬味」といわれるわけです。そういう点では、前項でとりあげた酢やポリフェノールと同様です。

ついでに触れておくと、ガンの末期などに腹水や胸水がたまってきますが、ショウガ湯をタオルで絞《しぼ》って体を拭《ふ》くなどマッサージをすると、利尿作用によってたまった水がおしっことして出ていくという効果があります。それによって腹水や胸水がおさまることがあります。

ところが、病院で出す利尿剤などを使うと、かえってやつれてしまいます。それは化学物質で強力な利尿作用があり、脱水状態になってしまうからです。病院で処方される利尿剤で胸水とか腹水をとると、患者は一気に弱ってしまうことになりかねないのです。これは腎臓の機能を壊してでも利尿させることになるからです。

ニンニクもショウガと同じように薬味ですから、少量とる分には血流がよくなって手足がポカポカします。しかし、ニンニクもとりすぎると、興奮して夜眠れなくなってしまいます。やはりとりすぎは危険です。

ニンニクの仲間で、タマネギも血液サラサラ効果があるといわれていますが、火を入れればそうでもないのですが、生《なま》でとりすぎると興奮してしまいます。

気をつけなければいけないのは、体にいいといわれると、みんなすぐ大量にとろうとすることです。それでは副交感神経の刺激ではなく、交感神経を刺激することになり、かえってストレスをつくりだすことになります。

薬味というのは、とりすぎると作用が逆転してしまいます。そこは注意してほしいものです。

35 食事だけでダイエットすると免疫力が下がるか

ふくよかな人はもともと副交感神経優位で、リンパ球が多く、免疫力があるほうです。免疫力の面から見れば、やせている人よりも、むしろ小太りの人のほうが健康です。

ところが肥満といわれるほど太めの人になると、今度は一気に副交感神経優位から交感神経優位に変わってしまいます。自分の体を動かすのにも息が切れます。つまり自分の体重がストレスになり、心筋梗塞《しんきんこうそく》などいろいろな病気を起こしやすくなります。

だから小太りの人までは免疫力は高いのですが、太りすぎて肥満といわれるような段階になると危険になります。そこまでいったら、健康のためにダイエットをしたほうがいいでしょう。

しかし、ダイエットをするときには、食事だけでやせようとするのではなく、必ず体操や運動をしないと、かえって健康を損《そこ》なうことになりかねません。**体を動かさないで食事だけを制限すると、低体温になり、血流障害が起きます。**それによって免疫力が落ち、病気になりやすくなります。ですから、食事だけでのダイエットは危険なのです。

ダイエットするときは、必ず体操、運動などをして筋肉も使い、体が発熱するようにしてください。発熱しているうちは低体温にならず、新陳代謝《しんちんたいしゃ》も活発になるので、早くやせることにもなります。

36　断食《だんじき》するとどうなるか

断食をはじめたときは非常に空腹感が強いので、それが大きなストレスになります。だから、健康な人が自分の意志で断食すると、最初の数日はとても苦しいものです。

しかし、それをすぎて三～四日目あたりから空腹感や頻脈《ひんみゃく》などがなくなり、今度は代謝が下がってきて、気分が落ち着いてきます。

私たちの体はものを食べないと代謝が下がり、副交感神経支配の世界になり、リラックスしてきます。そういう意味では、断食はリラックスの極限ともいえます。

断食療法はうつ病などにも効果があるともいわれますが、もっとも断食の効果があるのは、もちろん肥満の改善です。極端な肥満は、何度も述べているようにリンパ球過剰状態で免疫力が低下していて、病気になりやすいのです。自分で体重をコントロールできなくなってしまったら、断食療法を活用するのも一つの方法でしょう。

ただし、自分で断食するのはむずかしいものですし、また断食から少しずつ普通の食事に戻るときには、危険もともないます。

心療内科などでは、ジュースや少量の砂糖の入った水を飲ませるなどして、苦しさを軽減させる方法をとっています。このように専門的なところでは、きちんと健康状態を管理しながら進めるので、治療として必要ならば、専門のところでやったほうがいいでしょう。

現代医療では、自力で食べられなくなっても、死ぬ直前まで点滴や中心静脈栄養などをします。すると、いつまでも患者の迷いや苦しみが続くことになります。

空海《くうかい》など昔の宗教者が、自分の死期を悟ると絶食をはじめたのは、それによって死の苦しみを和《やわ》らげるということが体験的にわかっていたこともあるのでしょう。

今のように医療が発達する以前は、普通の病気では自宅で死んでいったわけです。その時代は、自力で食べられなくなれば自然に断食状態になり、代謝が落ち、体に無理な負担がかからず、リラックスして恍惚《こうこつ》状態になるので、死の苦しみも現代ほどひどいものではなかったと考えられます。

そういう意味では、現代の医療がかえって人が死ぬときの苦しみを大きくしているということもできます。ことに延命治療で血管から高栄養を入れると、体に負担がかかり、非常に苦しいものです。それは患者がみんな訴えることです。

そんな治療をしても治るわけではなく、ほんの数日あるいは数週間、死期を延ばすことにしかなりません。ただ、患者に負担をかけるだけの延命治療には問題があるといえます。

37 どんな食事の仕方が免疫力を高めるか

私が玄米菜食の食事を心がけてからは、体がポカポカして皮膚もすべすべになったと前にいいましたが、もう一つ変わったことがあります。家内にもいわれたことですが、食事をするたびに「おいしい、おいしい」といって食べるようになったことです。「今日はおいしかった、最高の食事だった。ごちそうさま」と、気持ちよく自然に感謝の言葉が出てくるのです。

昔は、朝食をさっとすませて大学に行って、すぐに仕事にとりかかる。昼は弁当箱の蓋《ふた》を開けたと思ったら、すぐに食べ終えてまた仕事にかかるというふうでした。「おいしい」などといって食べたことなど、ほとんどありませんでした。また、食べられることに対する感謝など考えもしなかったものです。

こういう状態は交感神経優位の世界です。ところが、ゆっくりと食事をとるとおいしく食べることができ、感謝の言葉も自然に出てくるようになります。**食事をよく噛んで味わってゆっくりと食べれば、消化管が活動して副交感神経が優位になり、リンパ球も多くなります。**

この副交感神経優位の世界は、穏やかで感謝の世界だということに気がついたのです。

ご飯の食べ方一つで、その人の状態が副交感神経優位でリンパ球が多いのか、交感神経優位でリンパ球が少ないのかが判断できるくらいです。

食事の内容だけではなくて、食べたものに感謝する、つくってくれた人に感謝してゆっくりと味わう気持ちが、体にいい作用をして、消化管がよく働くことにも結びつくのでしょう。

家族が揃《そろ》って食事をしても、みんなが黙々と食べるだけではせっかくの料理もおいしくはないでしょう。また、食事中に親子喧嘩《げんか》したり、夫婦喧嘩したりしては、興奮して交感神経が高ぶってしまいます。それでは、いくらおいしいものを食べても、きちんと消化できません。免疫力にもいいわけがありません。

食事は内容だけではなくて、「おいしい」「ありがとう」という感謝の気持ちが出るように食べられれば、消化管も最高の働きをします。心の持ち方と免疫力がいかに影響しあっているかは、食事一つとってもわかります。

38 お酒はどうか

飲酒の害は、働きすぎや心の悩みに比べれば、それこそ十分の一か、百分の一くらいでしょう。

酒も酢と同様に、酵母によるアルコール発酵で分解した老廃物です。私たちの体は、老廃物が入ってくると体の外へ出そうとして排泄反射が起こります。副交感神経が優位に働いて、血管が開いて顔が赤くなり、尿が大量に出ます。

たとえば、ビールを飲んだときに顔が赤くなって頻繁におしっこが出るのは、そのためです。副交感神経が優位になるため、リンパ球はふえます。

だから、酒はある程度の量（日本酒なら一～二合程度、ビールならば一～二本程度）まで であれば、副交感神経を刺激して免疫力を高めます。酒は昔から「百薬の長」といわれるように、体にいい作用をするのです。

ところが、私たちは勢いがつくと、つい飲みすぎてしまいがちです。飲みすぎると、アルコールは興奮物質ですから、今度はだんだん興奮してきます。顔色が青くなり、脈が速くなり、交感神経が緊張状態になります。

副交感神経を刺激している間は「百薬の長」ですが、飲みすぎて興奮し、さらに二日酔いにまでなると、翌日は脱水症状が出て尿が出にくくなり、脈も速くなります。このときは、交感神経緊張の極限状態になっています。

だから、お酒はせいぜい二〜三時間、ほどよく飲んでいればいいのですが、飲みすぎてしまうと、逆に交感神経優位で顆粒球をふやし、体を痛めることにもなります。

厚生労働省が発表した調査（二〇〇四年六月）は、この考え方を裏づけています。

それによると、一日平均一合未満（ビールなら大瓶一本未満）のアルコールを毎日飲みつづけている人は、ときどき飲む人（月に一〜三回程度飲む）よりも、脳の血管がつまる脳梗塞の発症率が四割も少ないのです。

ただし、脳内やくも膜下《まくか》で血管が破れる出血性脳卒中の発症率は、ときどき飲む人の一・八三倍で、酒量が多いほど高くなっています。

これはアルコールが、はじめは副交感刺激で血液を固まりにくくさせる作用があるために、脳梗塞を減らし、出血性脳卒中をふやすと考えられます。また、全脳卒中の発症率は習慣的に飲む人の場合、一合未満であれば、ときどき飲む人と変わりません。

ところが、一日三合以上飲む人になると、出血性脳卒中の増加が脳梗塞の減少を上まわって、全脳卒中の発症率がときどき飲む人の一・六四倍になります。

ガンなども含む全死亡率と飲酒の関係はといえば、一日平均一合未満の人の死亡率が最低だったというのです。

このようにお酒にはいい作用と悪い作用の両面があります。毎日飲みつづけても適量の範囲内であれば免疫力が高くなり、大酒を飲みつづけている人は、いつも交感神経優位になっているので、免疫力が低くなって発ガンに結びつくことにもなります。

39　どの程度の酒量ならいいか

私たち日本人は、だいたい十人に一人はアルコール分解酵素がない、まったくお酒を飲めない体質です。残りの十人に八～九人は飲めるのですが、飲める人の中にもアルコール分解力の強い人と弱い人があります。

アルコール分解力が強い人は酔うのが遅いのです。宴会の席などで、いくらお酒を飲んでもまったく酔った姿を見せない人がアルコール分解力の強い人で、十人に二人ぐらいいます。

日本人の多くは、それほどたくさん飲めません。私は自分で平均レベルだと思いますが、日本酒で四合ほど飲むと、アルコール血中濃度が上がって酔っぱらってしまいます。分解できないとアルコール血中濃度が上がり、酩酊《めいてい》の世界に入ります。

酩酊状態になると、交感神経優位になります。それほど強いわけではなく、ある程度お酒が飲めるという日本人の平均的な人で、無理して毎日のように酩酊するレベルまで飲んでいる人は、つねに交感神経優位になっているのでガンになりやすいといえます。

アルコール分解力が強く、量を飲める人は、肝臓《かんぞう》が限界まで働きつづけるので肝硬《かんこう》変《へん》などになる危険性があります。

お酒を飲んでいて、なりやすいガンの代表は胃ガンと食道ガンです。とくに水で薄めないで強い酒を飲みつづけるとなりやすいのが、食道ガンです。ほかには、喉頭《こうとう》ガンや肝臓ガンにも結びつきやすいといえます。

沖縄では、昔はアルコール度の高い泡盛《あわもり》をストレートで飲んでいたので食道ガンが多かったようです。最近は、若い人たちを中心に泡盛を水やお湯で割って飲むようになっていて、食道ガンが減っています。

よく週に一日はお酒を飲まない「休肝日」をつくったほうがいいといわれますが、それについては根拠がないようです。さきほどの厚生労働省の調査でもわかります。

また、私が行った沖縄の百歳以上の長寿の人の調査では、ほとんどの人が毎日晩酌《ばんしゃく》をしていました。毎日飲むといっても、ちょうど一合くらいで酩酊までいかないところでやめています。血管が開いて尿が出て、副交感神経が刺激されるところでやめているのです。沖縄の長寿者たちは、そういう生活を延々と続けています。

適量な飲酒がストレスを解消し、副交感神経優位にしてリンパ球をふやし、免疫力も高めているのでしょう。まさに「百薬の長」の飲み方です。だから、毎日晩酌をするのが悪いことではなく、むしろ**飲みすぎないようにすることが健康の秘訣**《ひけつ》です。

もっとも体に悪い酒の飲み方は、昼間から飲むような習慣です。朝から飲んで、昼にも飲んで、さらに夜も飲むとなれば、いくら強い人でも肝臓を壊してしまいます。飲めばつまみも食べるので、飲みすぎ、食べすぎでカロリーをとりすぎて、さらに不健康になります。

アルコールに対する強さは人それぞれですから、自分にとっての適量を知り、その範囲でとどめておくことが大切です。

アルコールの適量はあまりむずかしく考えずに自分の体と相談して決めればいいことです。

40 タバコはどうか

今、タバコは肺ガンの原因とされ、とても悪者扱いされています。しかし、発ガン物質についてのところで少し触れたように、実際に肺ガンがふえているおもな原因はタバコではないと考えられます。

むしろ、タバコに含まれるニコチンには免疫力を高める働きがあります。ニコチンという物質は、副交感神経を刺激するアセチルコリン受容体にくっついて刺激するので、免疫力を高めるわけです。

タバコを吸う人は、ひと仕事終えたときなどにタバコを吸いたくなります。一生懸命に仕事をしていると、呼吸が荒くなり脈が速くなって、血圧が上がります。タバコを吸ってニコチンの作用で血圧が下がり、気持ちがよくなるのです。そういうリラックス効果があります。

ニコチンは副交感神経の刺激物質なので、昔からタバコは長寿の秘薬になっていたのです。たしかに沖縄などの長寿者にもタバコを吸っている人がいます。

しかし、タバコを吸う人がそれで安心しては困ります。タバコにはニコチンだけでなく、タールやベンゾピレンなどの有害な発ガン物質が含まれているからです。タバコを吸えばニコチンだけでなく、それらの物質が当然体内に入ります。それらの物質は顆粒球の割合を高くします。

つまり、**ニコチンは副交感神経を刺激し、リンパ球をふやす作用をしますが、タールなどは逆に顆粒球をふやすという反対の作用をする**わけです。いい作用と悪い作用の境目は一日十本程度までで、それ以上吸うと悪影響のほうがどんどん大きくなると考えられます。つまり、免疫力を高めるよりも、低めることになります。当然、ガンなどにかかる確率も高くなるといえます。

タバコを吸う人がなりやすいガンとしては肺ガン、咽頭《いんとう》ガン、喉頭ガンなどで、タバコに含まれる有害物質が通過するために、それらの器官が打撃を受けるからです。

タバコを吸いつづけてもガンにならない人は、基本的には一日に吸う本数が少ないということがいえます。さらにストレスが少ない人でしょう。そういう人は、もともと免疫力が高いということもあるからです。

沖縄の百歳以上の長寿者でタバコを吸っている人は、のんびりとした暮らしの中で、タバコも嗜好品《しこうひん》として楽しみで吸っているので、一日にせいぜい十本程度です。

タバコの本数がどんどんふえる人は、それだけ仕事のストレスなどが強く、それを紛《まぎ》らわすために、数多く吸わなくてはいられない状態になっているのです。

だいたい長生きの老人でタバコを吸う人を見ていると、たとえ本数が多少多くても、一本まるまる吸っていません。ほんの何服かふかすと消してしまいます。だから、体内への吸収という点からはそれほど多くはないのでしょう。

免疫力という視点から考えるなら、タバコを吸う人はおおよその目安としては一日十本程度にとどめておくようにしたほうがいいでしょう。実際、長寿者でタバコを吸っている人で、一日二十本以上吸うようなヘビースモーカーは少ないようです。

第3章

免疫力を高める体の使い方

41 運動は免疫力を高めるか

運動には免疫力《めんえきりょく》を高める効果があります。筋肉を使うと必ず発熱が起こり、体温が上がって血流をよくするからです。人間の体は筋肉に血液を送って、疲労物質をとるのですが、運動をすることによって血流がよくなり、そうした代謝《たいしゃ》もよくなるのです。人間は、これだけ筋肉が発達してきた動物なので、**筋肉を使わないと健康を保てないようにできています。**

ところが、現代の仕事はデスクワークが中心で、机の前にずっと座って仕事をすることが多いのです。当然、筋肉を使うことが少なく、どうしても筋肉が衰《おとろ》えやすくなります。血流も悪くなり、免疫力が落ちることになります。

昔は、田圃《たんぼ》や畑での農作業や山で木を切るような仕事など、日常的に体を動かす重労働が当たり前でした。家事でも薪割《まきわ》りから炊事・洗濯まで体を動かして働かなければならなかったので、運動不足などということはまず考えられなかったのです。

運動不足が問題になってきたのは、生活が便利になった戦後のある時期からのことです。今は仕事だけでなく、電化製品が揃《そろ》っているので家事もラクになり、日常的に運動をする機会がますます減っています。すると、体の発熱が起こらないので、いつも低体温になっていて血流障害が生じます。そのために病気にもなりやすいのです。発ガンするのは、ストレスがかかって血流が悪くなって組織が壊《こわ》れることが大きい原因です。

運動不足のために普段から血流が悪い人は、さらにストレスによる血流不足をもろに受けて、ガン細胞を跳《は》ね返す力がなくなってしまうのです。

普段から運動していて血流がいい人であれば、多少のストレスも跳ね返す力があります。しかし、いくら運動が必要だといっても、毎日遅くまで長時間仕事をしている人が、忙しい生活をそのままにして運動をすると、今度は交感神経《こうかんしんけい》がつねに緊張しすぎた状態になり、かえって体によくありません。

現代社会では、仕事に追われ、どうしても長時間労働になり、睡眠不足になりやすいのです。また都会では、仕事でなくても体内のリズムに逆《さか》らって夜遅くまで起きている生活が当たり前になっているので、睡眠は不足がちです。そういう状態で、運動が大切だからといって、無理をして運動をすると、かえって疲労をためこむことになります。

だから自分の生活を振り返って、ただ単に運動不足なのか、長時間労働をして疲れ切っている状態なのかを見きわめて、体調に合わせた適度な運動をすることが大切です。忙しい人は無理して運動するよりも、日常的に軽い体操を心がけたほうがいいかもしれません。

42 どういうウォーキングがいいか

人間の筋肉でいちばん発達しているのは、脚・腰・背です。歩けば脚の筋肉を使いますし、姿勢を保つために背筋、腹筋も使います。このような大きな筋肉を使う**ウォーキングは、運動の基本であり、血流をよくする効果があります。**

また、このような発達した筋肉を使うには、筋肉をほぐす柔軟《じゅうなん》体操も必要です。私たちは、仕事をしているときなど、当然興奮していて筋肉がつっぱっています。だから、ときにほぐしてやる必要があります。

運動には、ウォーキングのように積極的に筋肉を使うものと、ストレッチ体操のように筋肉をほぐすものと二種類あります。

まずは、ウォーキングをする前後に柔軟運動やストレッチなどをして、少し体をほぐしてウォーミングアップをすることです。ことに日頃まったく運動しない人、あるいは高齢者の方などは、体が固くなっていて怪我《けが》をしやすいので、ウォーミングアップは必要でしょう。また、はじめと終わりに体を温《あたた》めてほぐすということでは、サウナに入るのもいいでしょう。

ウォーキングをしている人に、週に一回何時間も歩くという人がいます。しかし、週に一回何時間も歩くよりも、短時間でもいいから、毎日歩くほうが効果的です。できれば、最低でも週に四、五日は歩くのがいいでしょう。健康な人なら、雨の日を除いて一日一時間くらい、体の弱い人であれば三十分程度でいいのです。

すでになんらかの病気の人、ガンにかかっている人であれば、いくらウォーキングがいいといっても無理したらかえって体によくありません。そんな人は、せいぜい十分か十五分も歩けば十分です。自分の体力に応じて、無理せずにつづく程度を目安にすればいいのです。

最近「セルフ・アウェアネス（自分を知ること）」という言葉がよく使われるように

なりました。健康を保つためにも、自分を知り、自分の体力、健康状態に応じることが大切です。どの程度歩くのが体にいいのかという感覚についても、自分で見きわめることです。

最近は、いろいろな健康情報がテレビや雑誌などで出まわっています。これらの情報も自分の状態に合わせてとり入れなければ、自分では体にいいことをやっているつもりでも、負担が大きすぎて、かえって悪い結果をもたらすこともあります。

43 四十歳をすぎた人に適したスポーツは何か

二十代、三十代の若い時代は、ジョギング、テニス、サッカーなど激しい運動をしても、まだ体力があるので無理がききます。しかし、四十代になってもそうした激しい運動をつづけるのは、かえって体に負担になってしまいます。

激しい運動は突発的な敏捷性《びんしょうせい》を必要とするので、どうしても心臓に負担がかかります。ジョギングやスカッシュなどで突然死が起こるのは、そのためです。

昔から厄年《やくどし》といわれるように、四十二歳頃を境にして人間の体は無理がきかなくなると考えたほうがいいようです。

テニスは年をとってもできるスポーツといわれていますが、実際はかなり激しいスポーツです。ですから、若い人がやるような突発的な激しい動きをともなわないように注意すべきです。あまり動かずにストロークを打ちあって長くつづけるというように、勝ち負けにこだわらず楽しめばいいのです。

体力がある人は、ウォーキングでは満足できなくなって、ジョギングをしたくなるかもしれません。それなら途中で軽くジョギングを混《ま》ぜるのもいいでしょう。

これもセルフ・アウェアネスで、自分の体力を把握《はあく》して体力に応じてやることが肝心です。

スポーツ全般にいえることですが、どうしてもやりすぎる傾向があります。四十代になってから、健康にいいからとジョギングなどをはじめて、もっと速く走れるようになりたいなどとついつい無理を重ねると、かえって体を壊してしまいます。それでは、健康のためにはじめたスポーツで健康を損《そこ》なうことにもなりかねません。

一般的には、**四十歳をすぎたら、体を鍛《きた》えたり、敏捷性を養《やしな》ったりするよりも、持久力《じきゅうりょく》を鍛えるようにする**ことです。ウォーキングをする、ハイキングをするなど、自分の年齢、体力に応じたスポーツを楽しむことです。

44 水泳や水中ウォーキングはどうか

水泳や水中ウォーキングは、重力から解放されて、体に負担をかけずに全身運動ができるという点では健康にいいし、当然、免疫力も高めます。中高年になると、膝《ひざ》や腰が悪い人がふえますが、その点でも中高年に向いた運動です。

ただし、プールでは温水であっても体が冷えるという問題があります。夏場であれば、動くと体がすぐに温かくなるからいいのですが、冬は動いていても冷えやすくなります。**水泳や水中ウォーキングの場合は、やってみて冷えが残らないか、体に負担にならないか、その二点に注意してください。**

冷えているのに無理をしてやると、体を壊してしまいます。冷えによって血流障害が起こるからで、体が冷えてしまったら、免疫力を上げるどころか、かえって逆の結果になってしまいます。

なかなか体が温まらない人、体が冷える人は、まずサウナに入ってよく温まってからプールに入ったほうがいいでしょう。途中でサウナに入って温めて、またプールに入るといった工夫も必要です。

プールとサウナに交互に入れば、交感神経と副交感神経《ふくこうかんしんけい》を交互に刺激するので、その点でも体にはいいのです。ただし、そんなふうに交互に入ると疲れるので、体力がないお年寄りなどは気をつけたほうがいいでしょう。

45　まったく運動しない生活だと免疫力は下がるか

三十代、四十代の働き盛りの人たちは仕事に追われて忙しく、体を動かすといえば通勤のときだけという生活の人も多いでしょう。また、それで体調がそれほど悪いと感じないかもしれません。

それは、まだ体力があるからです。しかし、そのままの生活をつづけていけば、どこかでその無理が出てくることになります。

まったく運動しない生活をおくっていると、筋肉からの発熱がほとんどない状態がつづくことになります。すると、低体温で血流障害になり、交感神経緊張状態で顆粒《かりゅう》球《きゅう》がふえてリンパ球が減ることになります。それでは免疫力は落ちます。

もっとも、二十代、三十代から健康のことばかり心配して、いちばん働ける年代に一生懸命に働かないというのも困りものです。二十代から四十代は、精いっぱい働くことが生きがいを感じるためにも必要でしょう。

ただし、疲れが残るとか、この頃、手足が冷たいなどと感じたときには、積極的に自分の生活を変えていく必要があります。それはそれまでの生活のどこかに無理があるというサインなのです。

前に述べた厄年というのは、一般的にそうした無理がたたってなんらかの不調が出てくる年頃なのです。そのときに、自分の体調の信号を無視してそのままの生活をつづけていくと、ガンなど大きな病気にかかったりするのです。そこで注意して生活を変えれば、新たな出発になり、その後も健康に働きつづけることができます。厄年というのは、そういう意味では境目なのです。

日頃の運動不足は免疫力を少しずつ下げることになるので、若いときから折にふれて歩く、ちょっとした体操をするなど、日常生活の中で心がけることが必要でしょう。

46 ゴルフはどうか

日本のビジネスマンの多くはゴルフをします。ゴルフの場合、コースを回って歩くことになるので、その点では体にいいし、免疫力を高めることにもなります。

散歩は、たしかに早朝ならば朝のさわやかさを楽しめますが、無我夢中になれるほど楽しいものではありません。ゴルフはゲーム性の楽しさが加わるので、それが精神をリラックスさせてくれます。私はゴルフはやりませんが、最近ではボウリングをやります。一度に五ゲームほどやると、一時間くらいかかります。家族と一緒にやると二時間くらいはかかります。運動量はそれほど多くはないにしても、ほどほどに体を動かすことができ、ゲームも楽しめます。

健康のために散歩する、ジョギングするというと、どうしてもそこに義務感が生じがちです。しかし、ゴルフにしろ、ボウリングにしろ、ゲームの楽しさを味わいながら、自然に体を動かせるスポーツを趣味にすることは、おすすめできます。

ただし、こうしたスポーツは毎日やるというわけにはいきません。ゴルフやボウリングなどは、どんなに多くても週に一回程度でしょう。ですから、平日はウォーキングをして、週に一回なり、二週に一回なり、ゴルフなどをすればいいのではないでしょうか。

ただし、日頃まったく運動せずに、二週間に一回程度のゴルフだけでは、体を動かすという点からは十分ではありません。週末のゴルフのトレーニングもかねて、日頃からウォーキングをすれば、体のためにもなり、一石二鳥でしょう。

私の場合には、夏場は週に最低二回は近くの海に泳ぎに行きます。水泳ができない季節はボウリングをします。こんなふうに**楽しみとして何か自分の好きなスポーツをする**のは、体を動かす効果だけでなく、気分もリフレッシュしてくれます。リラックス効果が高く、当然、免疫力を高める効果もあります。

47 なぜ体を動かすことが必要なのか

基本的に、人間は体を動かさないと、体だけでなく頭も働かなくなってきます。それに、体を動かさずに頭を使っているだけでは、どうしても発想が歪《ゆが》んできます。

昔の人はそのことを知っていて「文武両道《ぶんぶりょうどう》」を唱《とな》えていました。頭も体もともに鍛えなければいけないといっていたのです。

医者でも、体を動かさずに勉強一筋で大学を出た後、診察室に座って患者を診《み》るだけの生活をつづけていては、自然の感覚がわからなくなってしまいます。現代の医療が変な方向に来てしまったのは、医者自身があまりにも体を動かすことを怠《おこた》ってきたからだという見方もできます。

私の免疫理論をすぐに理解してくれるのは、スポーツ医学の人たちです。彼らは研究の一環《いっかん》として、たいていは自分でもなんらかのスポーツをして体を動かしています。ですから、自分の体のこともよくわかっていて、患者の体についても的確にアドバイスできます。

ところが、医学的知識を全部本だけで勉強していると、すぐに薬や手術にばかり頼る傾向になってしまいます。体を動かさないで自然の法則を知ろうというのは、どだい無理な話ではないでしょうか。活字でなければ、今度は試験管内でやることや遺伝子操作でやることしかわからなくなってしまいます。それが現代の医療にひずみを与えている一面だといえます。

実際、大病院では大勢の患者が来るので、医者は昼食もとらずに午後二時、三時までぶっつづけで何十人もの患者たちを診ています。それでは医者本人が体を動かす暇もないし、頭ばかり使っていては健康にもよくありません。まさに「医者の不養生《ふようじょう》」になっている例も多いのです。

私も五十歳をすぎて、今の免疫理論を唱えはじめてから、体を動かすことの大切さがよくわかるようになりました。それまでは忙しく研究生活をおくってきて、私自身も、体を動かすことをあまり重視していないところがあったのです。ただ私にとって幸いだったことは、田舎で育ったお蔭で、子どもの頃には周囲に自然があって、体を動かして遊びまわったという財産があったことです。

昔の人たちは、体を動かすことが健全な精神のためにも絶対に必要だということを知っていました。だから、読み書き算盤《そろばん》をやったら、それだけでなく剣道や弓道も同時にやるという生活をしていたのです。

武士だけでなく、町人も剣道場に通っていました。まさに文武両道、**頭と同様に体を動かすことは健康の要《かなめ》**なのです。

48
筋肉トレーニングは免疫力を高めるか

私たち人間は、体を動かすことで健康を維持できるようにできています。私たちの体は筋肉を使わないと発熱が起こりません。発熱が起こることで、ほどよい代謝が行われるのです。**筋肉トレーニングは発熱と代謝を促《うなが》すので、免疫力を高める**ことになります。

たとえば、たくさん食べても太らない人がいます。逆に少ししか食べなくても、すぐに太ってしまう人がいます。その差は、筋肉の量によって生じます。筋肉がたくさんついている人は、つねに発熱しているのでたくさん食べても太らないのです。そういう人を観察するとわかることですが、だいたい、いつも動いています。

ある程度の筋肉がついていれば、つねに発熱していて血流がいいので、多少食べすぎてもすぐに熱で処理されます。

筋肉隆々《りゅうりゅう》で日頃から激しいスポーツをしている人の場合には、たくさん食べないと体が維持できません。こういう人は、スポーツをやめた途端に太りやすいのです。筋肉を急に使わなくなったのに、たくさん食べる習慣は残っているので、どうしてもカロリー過多で、肥満になってしまいます。

そのとき、筋肉は霜降《しもふ》り状態になります。筋肉をつくる細胞と脂肪をつくる細胞は元が同じですから、運動を止めて大量に食べると、筋肉ではなく脂肪になります。そして、筋肉に脂肪が混ざるので霜降り状態になってしまうのです。

だから、それまで激しい運動してきた人が急に運動をやめると病気をするケースが多いのです。若いうちに心筋梗塞《しんきんこうそく》などを起こす人は、そうした肥満タイプです。相撲取りや柔道の選手などは、引退しても現役《げんえき》時代のような食生活をしていると、病気になる危険性が高くなります。

49 温泉はどんな効果があるか

温泉の効果は、第一に体温を上げることが大きいのです。体温が上がるということは、血流がよくなることです。病気の人はみんな顔色が悪いのですが、それは血流障害が生じているからです。だから、血流をよくすることは、健康になって免疫力を上げる条件です。

温泉にはカルシウムやマグネシウムなどミネラル成分が含まれています。ミネラルは皮膚からも吸収できるので、日頃のミネラル不足を補《おぎな》ってくれる効果があります。

また炭酸泉は、皮膚から吸収されると体の酸素を奪って副交感神経が刺激され、リラックスさせる効果があります。

私たちは興奮すると酸素をたくさん消費するので、失った酸素をたくさんとり入れようとします。このとき血管は収縮します。逆に、体内から酸素が奪われると、血管が拡張して血流がよくなります。

炭酸ガスで血流をよくするという治療法もあります。病院でも、足が紫色になるくらい血流が悪い人の場合、炭酸浴を施《ほどこ》します。炭酸ガスを吹きこんだお湯に足をつけるという方法です。それによって、炭酸ガスが皮膚から吸収されて体内の酸素が奪われるのです。炭酸泉はそれと同じ効果があるわけです。

ほとんどの温泉は炭酸塩で、カルシウムが多ければ炭酸カルシウム、マグネシウムが多ければ炭酸マグネシウムで、炭酸ガスの小さい泡が出ています。その炭酸ガスが皮膚から吸収されて酸素を奪い、血管拡張作用を発揮するのです。また硫黄泉《いおうせん》ならば硫酸塩で、硫酸塩も炭酸塩同様に酸素を奪って、血管を拡張させる働きがあります。

家の入浴よりも温泉のほうが効果が高いのは、ミネラル分が含まれていることと、体内の酸素を奪うことによる血管拡張作用が強いからです。

温泉の中には、弱い放射線を出しているラジウム泉があります。これは弱い放射線で体を刺激します。放射線をたくさん浴びると体に悪いのですが、ほんの微量で体に弱く作用すると、刺激になり血流がよくなります。ラジウム温泉としては、ガン治療で有名な玉川《たまがわ》温泉（秋田県）があります。

ただし、温泉は一日に何度も入るとかえって疲れて体力を消耗します。体温が高くなると代謝が上がるので、体を疲れさせることになります。だから、いくら体にいいといっても、その人の体力に応じて入浴回数を考えたほうがいいようです。せっかく温泉に来たのだからと、一日に四回も五回も入る人がいますが、それではかえって疲れが出て免疫力を上げることになりません。もともと健康な人ならいざしらず、病気の人にはマイナスです。

温泉の効果は、入ったときから二〜三日は持続します。温泉が近くにあって手軽に行けるのなら、一ヵ月に一度くらいの割合で行ければ、さらに効果があります。また、温泉に行くことは日常生活から解放されることにもなるので、そうした心理的なリラックス効果も大きいものです。

玉川温泉のようなガンに効果があるといわれている温泉に行くと、同じようにガンの患者さんがたくさん来ています。ガン患者の人は、家庭でも孤独になりがちで、みんなから見捨てられたような気分になっているものです。そこに行けば、ほとんどがガンの患者さんで同じような悩みを抱えている者同士、励ましあって癒《いや》されるという効果もあります。

心身ともに無理がたたって発ガンしているので、日常性から離れ、自然の中でリラックスでき、同じ悩みを抱えている者同士が支えあえることは心理的な効果としては大きいものがあります。

50 なぜ体を温めるといいのか

ガンなどの病気になるというのは、結局、低体温による血流障害が大きな原因になっています。だから体を温めることで、ほとんどの病気が快方に向かいます。

副交感神経の働きについてはすでに説明したように、まず血管を開いて血液の循環《じゅんかん》をよくします。消化管を刺激し、便秘《べんぴ》を解消して便通をよくします。リンパ球がふえます。これはすべて副交感神経支配の三点セットです。

体を温めると、血流が悪くなっている人には血流をよくする働きが生じ、リンパ球がふえます。逆に肥満や虚脱状態のリンパ球が多すぎる人は、発熱して代謝を上げて、ダイエットにもなり、リンパ球の値も正常に戻ります。中国医学では、温泉は治療法の一つになっています。

鍼灸《しんきゅう》や漢方薬など東洋医学的な治療は、無理して具合の悪くなった人には血管を開いて血流をよくしますが、ラクをしているリンパ球過多な人にとっては、それ自体が刺激になってシャキッとさせて病気を治《なお》す作用があります。ですから、東洋医学的な治療は万病に効《き》くといわれるわけですが、温泉も同じように両方の効果があります。

もちろん、前項で述べたように温泉のほうが家の風呂よりもいろいろな効果がありますが、体を温めて免疫力を上げるという点では家庭の風呂でも十分です。

風呂の入り方は、その人の体調しだいです。よく熱い湯が好きという人がいます。そういう人は、四十二度以上の熱めのお湯に数分つかって出るようなタイプです。これは健康で体力がないとできません。

いつも副交感神経優位でのんびりした体力のある人が、こうした熱めのお風呂に入れば、交感神経を刺激することになり、気持ちがピリッと引き締まります。ただし、免疫力を高めることにはなりません。

体を温めて健康をとり戻そうというような体力のない人、病気がちな人は、三十八〜三十九度のぬるめのお湯に長くつかるほうがいいのです。全身をつけると長い時間つかっていられませんが、腰まで入って長くつかるようにすればいいのです。それで効果は十分にあります。

冬場はお風呂に入るけれども、夏場はシャワーだけですませてしまうという人も多いようですが、リラックスして疲れをとり、免疫力を高めるためには、夏場も風呂に入ったほうがいいのです。シャワーだけでは体を温める効果はありません。

51　足を温めるとどうなるか

最近は足湯《あしゆ》がいいということがよくいわれています。たしかに長い時間、足を湯につけていると、全身がポカポカして汗が出てきます。全身浴の場合、よほどぬるめのお湯でなければ、長い時間温まってはいられません。二十～三十分浴槽につかっているのがいいといわれてものぼせてしまって、そんなに長い時間つかっていられるものではありません。

そのため、全身浴は一時的に温まっても、風呂から上がったときに今度は体温を奪われます。つまり、湯冷《ゆざ》めしやすいということです。体力がない人にとっては、入浴後の湯冷めは体力を消耗させるもとです。

足湯であれば、簡単に二十～三十分つかっていられます。**しっかりと足を温めれば、体中に血液が循環して全身が温まります**。全身浴の場合、体温の上がり方が急激で、体温が三十六度の人は体の深部では三度くらい上がります。三度も上がると、急に発熱が起こり、汗がタラタラ出てきます。そのため消耗が激しく、長い時間つかっていられないのです。

足湯は全身浴のように急に体温を上昇させずに、少しずつ上げていきます。だから、体が弱っている人にはおすすめです。ただ、足湯の場合、二十～三十分はつかっていないと全身が温まらないので、健康な人にとっては時間がかかりすぎてまどろっこしいでしょう。

足湯は体力が弱っている人、病気の人、時間に余裕のある高齢者の方に向いていています。

52 サウナはどうか

サウナの場合は、体力がある人ならいいのですが、体の弱い人、病気がちな人で何か薬を飲んでいるような人の場合には、危険があります。

健康な人だと汗がどんどん出るので、サウナの九十度以上の温度にも適応できますが、体力のない人、病気がちな人は、汗をかく力が弱く適応できないからです。発汗《はっかん》できないと、体温の調節がきかず、体温が急激に上がりすぎてしまいます。

たとえ健康な人でも、二日酔いのときなどは脱水状態になっていて汗が出にくいので危険です。

また、ステロイドを塗《ぬ》った人は汗をかけません。そのために、暑さにも弱いし、寒さにも弱いわけです。そういう人がサウナに入ると、体温調節がきかないので危険です。

たいていのサウナには水風呂がついています。サウナで限界まで温まって、水風呂で冷まし、またサウナに入るというように、サウナと水風呂を交互に繰り返すような入り方をすることもあります。

温度の高いサウナに入り発汗して、水風呂で発汗を一瞬にして止めることは、リンパ球に直接左右します。免疫力を高めるというよりも、自律神経の反射がとぎすまされて、その調節力が増すことになります。

健康な人にとっては、自律神経を鍛えることになるわけです。しかし、心臓が弱い人や体が弱っている人には、けっしてすすめられません。

サウナは体を温めるからいいのですが、極端に高い温度だけに体力の消耗が激しいのです。

それだけに体調しだいで、入り方には注意が必要です。

要は自分の体力に応じて活用することで、入り方しだいでいいものにもなるし、悪いものにもなります。

53 睡眠時間と免疫力は関係するか

睡眠は免疫力と大きな関係があります。短時間睡眠は交感神経緊張状態に入るので、免疫力が低下します。逆に睡眠時間が長すぎると、今度はリンパ球過剰《かじょう》になって無気力になってしまいます。

だから、**免疫力を保つためには適正な睡眠時間が必要**です。ただし、いくら睡眠時間を十分にとったほうがいいといっても、十時間以上も眠って朝も遅くまで起きないというようでは無気力になります。引きこもりの人が夜中起きていて、昼間はずっと寝ていて十何時間も睡眠時間をとっているケースでは、副交感神経が優位になりすぎて無気力になるのは当然です。

適正な睡眠時間には個人差はありますが、普通考えれば七～九時間くらいでしょう。短い睡眠時間で大丈夫、一日五時間睡眠でいいという人などがときどきいますが、そのような生活を長くつづけていたら、やはり体を壊すことになります。

中には四時間睡眠、五時間睡眠の生活を何十年とつづけていても、健康な人がいます。こうした人の生活をよく見てみると、一日の中でちょっとした空き時間があると、うまく休んで睡眠をとっています。つまり、わずかな空き時間でも眠れるという特技があるのです。だから、体がもつのです。

夜は短時間しか眠っていないかもしれませんが、移動時間などの細切れの時間を使って、うまく睡眠をとって帳尻《ちょうじり》を合わせているのです。普通は、そんなにうまく隙間睡眠をとれないので、短時間睡眠では体を壊してしまいます。

なぜ睡眠時間が短く、起きている時間が長いほうが悪いのかといえば、交感神経をずっと緊張させていることになるからです。眠ることほどリラックスさせることはありません。

とくに横になって重力から解放されることが重要なのです。眠ることで副交感神経を優位にして、昼間起きて働いているときの交感神経緊張状態を解《と》くことができるのです。

睡眠時間をきちんととることは、私たちの免疫力を保つうえでとても大切なことです。

54 免疫力にとって最適な睡眠時間帯はあるか

よく夜は十二時前には寝たほうがいいといわれます。たしかに、夜ふかしすると交感神経が緊張するので、免疫力ということからいえば、遅くとも翌日にかからない十二時前に寝たほうがいいのです。

睡眠のリズムは体のリズムに合わせるのが理想です。生物としての人間は、本来、明るくなるとともに起きて、夜は早く寝るのが体のリズムに合っています。

そのためには、寝る時間よりも、まず起きる時間を先に決めてしまうことです。たとえば夏は日の出が早いので、それに合わせて朝四～五時頃に起きれば、当然、夜は早く眠くなります。人によっては九時に眠くなるかもしれないし、十一時頃まで眠くならないかもしれません。

また、そのときの疲れ方によっても違うでしょうが、朝早く起きれば、当然夜は早めに眠くなるので、それに合わせて眠ればいいのです。

冬であれば、日の出が遅く、七時頃まで明るくなりません。冬場は寒くて交感神経が緊張状態になりやすいので、睡眠時間は長いほうがいいのです。明るくなる七時頃に起きればいいというわけです。

春と秋は夏と冬の中間なので、朝は明るくなる六時頃に起きて、夜十〜十一時に眠れば、睡眠時間は七〜八時間ということになります。

季節に合わせて人間のリズムも変わるのですから、睡眠もそれに合わせるのが理想的です。

私も、朝明るくなるとともに起きる生活をしています。窓のカーテンは薄めにして、外が明るくなるのがわかるようにして、自然のリズムに合わせて目覚めるためです。寝室のカーテンが厚いものだと、目を覚ますために必要な光の刺激が入ってこないので、睡眠時間が狂いやすいのです。日の光の刺激で自然に目覚めるというリズムが人間の体にはベストです。

一般のサラリーマンが、季節によって起きる時間を変えることはむずかしいかもしれません。しかし、免疫力を正常に保っていくには、生物としての本来のリズムで睡眠をとることを心がけてほしいものです。

55 呼吸と免疫力は関係があるか

自律神経は私たちの意志とは無関係に働いています。しかし、私たちの意志で自律神経に働きかけることができる方法が二つあります。それは、呼吸と噛《か》むことです。第1章で少し説明しましたが、大切なことなのでここでもう少しくわしくお話ししましょう。

私たちは普通、無意識に呼吸をしています。しかし、意識して呼吸を速くしたり、遅くしたりすることもできます。だから、**呼吸は意識と無意識の接点**といえます。

緊張したり不安になったりすると、私たちは自然に前屈《まえかが》みになります。胸が圧迫されて浅くて速い呼吸になっています。胸がふさがった姿勢では、正しい呼吸はできません。それは交感神経が緊張するからです。そんなときには意識的に胸を開いて、深くてゆっくりした呼吸を心がけると気分が落ち着いてきます。それによって副交感神経が働くからです。

日頃は仕事に追われ、緊張しているので、どうしても呼吸は速く浅くなっています。

ですから、朝昼晩の三回くらい意識して数回深呼吸をするように心がけるといいのです。それによって自然に速く浅くなっている呼吸を修正することができます。

別に呼吸法を腹式とか胸式とか、むずかしく考える必要はありません。どちらかにこだわるのは、何かの修行のためなら必要でしょうが、普通の人が健康に生活するためであれば、ときどき意識して深い呼吸を心がければいいのです。

深い呼吸をすることによって、意識的に交感神経優位の状態から副交感神経優位にもっていくことができます。血液系と免疫系に連動し、血流もよくなるし、免疫力も高まります。

呼吸法によって気分を落ち着かせるのが、禅やヨーガの効果です。坐禅《ざぜん》もヨーガも、まず呼吸法が大事だといわれるのはこうしたことが経験的にわかっていたからでしょう。

禅宗のお坊さんに長生きの人が多いのは、朝早く起きて規則正しい一日をおくることや精進《しょうじん》料理中心の食生活といった生活習慣も大きいのでしょうが、日常的に坐禅を組んで、ゆったりとした呼吸法を身につけているということも大きな要因といえます。

さらには、お寺などが建てられている場所は周囲に自然が残っているところが多く、もともと地域的には自然のパワーが大きいところです。そうした自然のパワーの影響というのもあると考えられます。

科学万能の現代人からすると、そうした考えは迷信のように思われるかもしれませんが、まだまだ人間の知恵では解明されていないことはたくさんあります。私たち科学者は、つねにそんな壁にぶつかっています。人間の免疫を長年研究していると、「人体という自然」が実にうまくできていることに感心させられることがしばしばあります。その人体の自然も、すべて科学的に解明できているわけではないのです。

私たち人間といえども、動物として古来自然とのつながりの中で生きてきました。だからこそ、何百年も生きてきた樹木などの自然に囲まれると、素直に畏敬《いけい》の念を感じ、大自然とのつながりを体感できるのでしょう。

自然のパワーが息づいているところで生活すれば、コンクリートに囲まれた都会の人工的な環境の中で生活するのとは違ってきて当然なのではないでしょうか。近頃は森林浴などが注目されていますが、自然のパワーに触れることは、当然、人間の体にもいい影響をもたらすと推測できます。

第４章　免疫力を高める心の持ち方

56 人間にとってストレスとは何か

これまでストレスの悪い面を強調してきましたが、それは現代人が無理をしてストレス過剰《かじょう》になって病気を招《まね》いているからです。

ストレス自体は、人間にとっていい方向の刺激として働く面もあります。たとえば進化という面から考えれば、生物はストレスとの闘いで進化してきたともいえます。ヒトが二本足で立てるようになったのも、火を使えるようになったのも、食べものの適応を広げてきたことも、すべて敵から身を守るため、食物を得て生き残るためでした。こうした厳しいストレスに打ち克《か》つことによって、人類は適応を広げてきたわけです。

これまでのところ、人類は生物として繁栄《はんえい》しています。全体的な流れでいえば、ギリギリのところでストレスに打ち克ってきたといえます。ラクラクと克服してきたわけではありません。繁栄した生物でも、あるときは絶滅してしまいます。生物はそういうギリギリのところで生きています。

人間もコンクリートに囲まれた建物、自動車の排気ガス、森林伐採《ばっさい》や農薬だらけの食べもの、仕事のしすぎなど、これ以上環境破壊が進んでいくとストレスが乗り越えられないほど過剰になって、いずれ破滅するかもしれません。そういう意味で、今や人類もストレスとの闘いではギリギリのところに来ているといえるのではないでしょうか。

普段無理をしていると、そのストレスによってある頻度《ひんど》で必ず病気になります。どのような状況であれ、生物が生存していくためにはストレスはつきものですから、この世から病気がなくなることはありません。

ストレスが強いと交感神経《こうかんしんけい》支配の世界になるので、免疫力《めんえきりょく》は弱まります。だからといって、まったくストレスのない生活なら免疫力が高いともいえません。リンパ球過剰になっても、病気になってしまうケースがあることはすでに述べたとおりです。

われわれ人間の生活は、**仕事など活力ある世界とリラックスの世界のバランスがとれていないと破綻《はたん》**をきたします。活力を発揮する、十分休息をする。このリズムで、人間は動いているのです。

私たちが困難に立ち向かうときには、たしかにストレスを強く受けます。しかし、

ストレスが発ガンに結びつくメカニズム

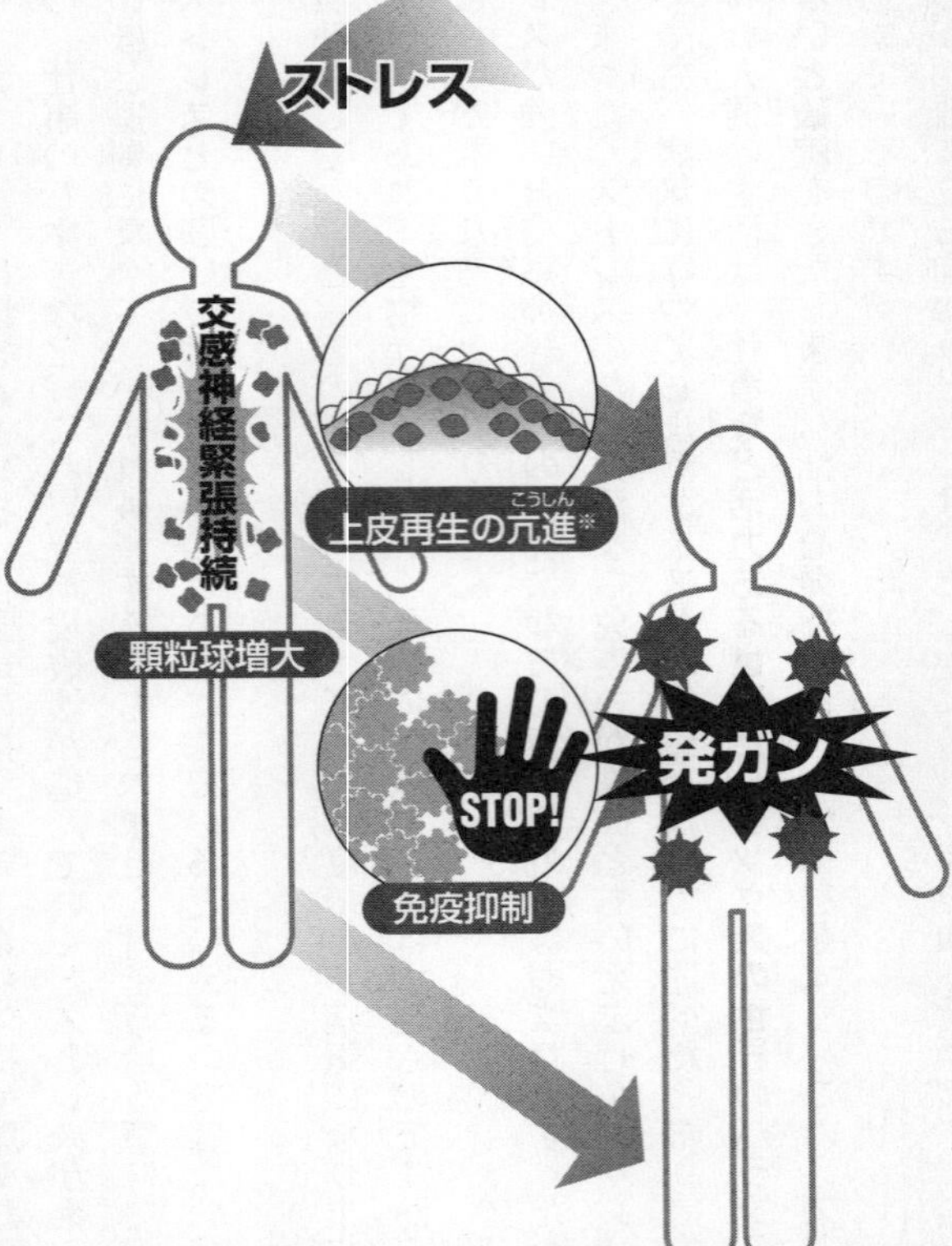

※ガン遺伝子はすべて上皮再生のための増殖関連遺伝子

そこで大きなエネルギーを生みだすわけです。困難を避けてばかりいると、使うエネルギーがしぼんできてしまいます。、本当の休息もなくなってしまいます。疲労するから深い眠り、休息が必要であってストレスのない生活をしていたら、深い眠りも訪れないし、休息も必要なくなってしまいます。ストレス過剰でも破綻をきたしますし、ストレスがなさすぎても、今度は無気力で破綻をきたすことになるわけです。

そのバランスがむずかしいところです。これまでストレスが病気の原因だと強調してきたのは、現代人は多くが働きすぎでストレス過剰になっているからです。ストレス過剰でガンなどの病気になっている人が、リラックス過剰で無気力に陥《おちい》って病気になる人よりもずっと多いのです。

そのときに薬に頼らずに、まず自分の体がなぜ破綻したのかを、自分の生き方を見つめて考えてみることが必要なのです。あくまでも自分が主体であって、医者にはアドバイスを受けるだけと考えるべきです。医者があなたの病気を治《なお》してくれるのではなく、自分で治すという心がまえが必要なのです。

57 ボケる人はガンになりにくいか

定年退職してストレスがほとんどなくなると、体全体が命を閉《と》じようとします。そこで、病気になったり、ボケたりすることになります。

いつまでも健康で生きたいと思えば、**年をとっても適度なストレスが必要**です。定年退職して、生活にも不安がないからと安心してラクな生活に入ると、生きるエネルギーが湧《わ》いてこなくなります。仕事でも趣味でもなんでもいいのですが、新しいことをはじめれば、そこでなんらかの困難にぶつかり、ストレスが生じます。それに対して打ち克とうというエネルギーも湧いてきます。

プロスキーヤーの三浦雄一郎《みうらゆういちろう》さんの父親の敬三《けいぞう》さんは九十九歳でモンブラン氷河の滑降《かっこう》に挑戦し成功しました（二〇〇六年一月、百一歳で逝去）。敬三さんは、自分の体力にとってまさにギリギリのところに挑戦することで自らにストレスを課し、それを生きるエネルギーにしたわけです。

あまりにもストレスがない生活というのも、人間にとってはよくないし、生きるエネルギーも湧いてこないものです。

それでは、ボケはすべてストレスや刺激がないためかといえば、そうともいえません。それまでの生き方で無理がたたって、血流が悪く、老廃物《ろうはいぶつ》がたまってボケる場合も多いのです。

つまり、ボケる人がリンパ球過剰型で、どちらかといえばガンになりにくいタイプかといえば、そうはいえないのです。実際、私はボケでガンになっている人も、なっていない人も知っています。

うつ病の人を調べたところ、顆粒球《かりゅうきゅう》が多くてうつ病になっている人とリンパ球が多くてうつ病になっている人の割合は、一対一でした。顆粒球が多い人は脈が速くて、顔が黒くて怯《おび》えていて、うつで活動できなくなっています。リンパ球が多い人は色白で、無気力で血流障害で動けなくなっているタイプです。

うつ病もガンも、無理してストレスが強すぎてなるだけではありません。先進国に多いのですが、ストレスが少なくて無気力になり、病気になる人もいるというわけです。

リンパ球が多いのにガンになったり、うつ病などの病気になったりすることはあるわけです。それはラクな生活をして太っていて、無気力で血流障害になったりするからです。

ボケについても、同じように両方のタイプが考えられます。

間違っていけないのは、ストレスの多い生活がガンやその他の病気の原因として大きいのですが、だからといって、ストレスをどんどん少なくすれば病気にならないかといえば、そうとはいえないということです。あまりにもラクで無気力な生活をしていると、リンパ球の数は多くても、血流が悪くなり、リンパ球の働きが悪くなって、病気を誘発しやすいのです。低体温はリンパ球があっても機能しないという状況をつくるからです。

だから、**ボケはストレス過剰でもリラックス過剰でも、ガンになる危険性が高くなると推測できます。**

58 悲しみや怒りがガンを誘発するか

悲しみ、怒り、憎しみなどの精神的な問題が免疫力を下げるのは確かです。

男性の場合には、働きすぎで破綻をきたすことが多いのですが、女性は精神的な問題で破綻をきたすことが多いようです。

働きすぎと精神的な問題が二つ重なったら、免疫力はかなり落ち、ガンなどの病気になりやすい状態です。

あまりの悲しみのために現実生活に適応できなくなって心の病《やまい》に陥ってしまうこともありますが、悲しいことがあってもなんとかそれに耐えて生活している人は、血圧が上がり、交感神経緊張状態になっています。そのために、リンパ球は少なくなります。

長くても、一日でその悲しみを忘れられるとか、その日は怒りがおさまらなくても、寝てしまえば翌日はその怒りがおさまっているというのなら、病気になるほど免疫力が下がるわけではありません。

しかし、**悲しみや怒り、憎しみなどが忘れられずに心に引っかかっていて、いつまでも反芻《はんすう》するようだと、確実に免疫力を下げていきます。**

精神的な問題は、結局、自分の心の持ち方を変えなければどうしようもないことです。なかなかむずかしいことですが、病気にならないためには、何事もあまり深刻に受け止めずに、「この世で起こることは、すべて大したことはない」というくらいに柔軟《じゅうなん》で強い心の持ちようが必要なのでしょう。

59 笑いはどう作用するか

笑うことは免疫力を高めるといえます。実際、笑いが副交感神経《ふくこうかんしんけい》を刺激するということは、笑うことによって血糖値を下げるという実験（筑波大学名誉教授の村上和雄《むらかみかずお》さんによる）結果からも実証されています。

血糖値が上がるのは、交感神経支配によってです。私たちは興奮したり、怒ったりすると血糖値が上がります。逆に副交感神経刺激で血流がよくなれば、血糖値は下がります。

笑うことで血糖値が下がったということは、副交感神経が刺激され、リンパ球がふえたことを示しています。**笑いは副交感神経に支配されていますから、笑うことは免疫力を高める**ことになるわけです。

日本笑い学会の副会長をしている昇幹夫《のぼりみきお》さん（医師）の説によると、笑いは吐くことから進化したということです。だから、「笑い飛ばす」「苦笑《にがわら》い」というような、「吐く」ことに関係した言葉があるというわけです。

また、外の世界、他人を見て笑うということがあります。それがだんだん人間として進化してくる中で、人間特有の喜びとつながってきて、喜びでも笑うようになったということです。

もともとは、いやなものを吐きだすことで喜びを得るということが笑いの原点だというわけです。いやなものを吐きだすというのは、副交感神経を刺激する行為です。だから、本当におもしろいから笑うのではなくても、笑うという行為をすれば、それでも効果があるわけです。いつも苦虫《にがむし》を噛《か》みつぶしたような顔をしているよりも、ちょっとしたことでも笑ってみる、あるいは一日に一回大きな声で笑ってみたらいかがでしょうか。そうすれば免疫力が高まります。

60　やりたいことをやっていれば免疫力は高まるか

やりたいことをやるといったような、満足感をともなう頑張りは、多少無理をしても快《こころよ》い疲労に結びつき、その後は満足して気分よく、ぐっすりと眠れます。だから、ストレスを後に残さず、疲労と休息のバランスがとれます。

ところが、いやなことをやらなくてはいけないという頑張り方は、おもしろくないという思いや結果への不安など、いろいろなストレスを抱えることになります。それでは満足感もないし、ストレスが強くて快い睡眠もできず、休息がきちんととれなくなりがちです。

そういう意味では、やりたいことをやっているときには、頑張って疲れても、それほど免疫力を落とすようなことはありません。ただし、それにも限度があって、あまり頑張りをつづけすぎるようだと、やはりバランスを崩《くず》すことになります。何事にも限度があるということを自覚しておいてください。

健康面に不安を抱えても、頑張りすぎているような人には、私は「仕事を減らしたほうがいい」とアドバイスしています。しかし、責任ある地位にいる人たちは、たいてい「自分がいないと会社が成り立たない」などと反論します。そういう人は、なんでも自分でやろうとする気持ちが強すぎるのです。義務感もあるかもしれませんが、それよりも仕事が生きがいのようになっているからでしょう。その意味では、彼らはやりたいことをやっているわけです。

しかし、いくらおもしろくてやりたい仕事であっても、無理をつづけていたら、やはりバランスは崩れてきます。体力など個人差があるので、きつい生活をどこまで耐えつづけられるかどうかについては、一概《いちがい》にはいえません。

一般的には、**どんなにやりがいのある、好きな仕事をしていても、度がすぎれば当然ストレスが大きくなり、バランスを崩して免疫力は落ちてきます。**

61 精神的に悪い状態がつづくとどんな病気になりやすいか

精神状態が悪いときには免疫力も落ちるので、いろいろな病気にかかりやすいのです。どういう病気になるかは、いちばん衝撃を受けた部分に顆粒球が集まって血流障害が生じるので、その部分に病気が起こりやすくなります。

たとえば悩みがあまりに大きい人は、落ちこんでいてつねに下向きの姿勢になりがちです。すると胸が圧迫されて呼吸が浅くなり、呼吸器系の病気になりやすいといえます。また、ひどくなると肺に影響を与えるので、肺ガンになる危険性すらあります。

あるいは悩むことで胃がキリキリと痛み、その状態が長くつづくと胃《い》潰瘍《かいよう》、胃ガンになる危険性もあります。このように、**いちばん刺激を受けて血流障害が起こる組織がやられて病気になりやすい**のです。

その人の体の状態や年齢によっても変わってきます。同じようにストレスが大きくても、年齢によってかかる病気が違ってきます。

たとえば、潰瘍性大腸炎と胃潰瘍と十二指腸潰瘍は、それぞれ発症年齢が違います。いちばん若くて起こるのが潰瘍性大腸炎で、十八歳にピークがあります。十二指腸潰瘍は三十歳ぐらいがピークで、胃潰瘍は五十歳ぐらいがピークです。胃ガンになると、五十歳以上ということになります。

年齢が高くなるほどガンになる危険性が高くなるのは、老化自体が交感神経緊張状態をつくるからです。

62 うつ病など心の病気と免疫力は関係があるか

あまりにつらいことに直面したとき、私たちの対処の仕方には二つのタイプがあります。怒ったり、悲しんだりして感情を露《あら》わにするか、逆に無気力になってしまうかです。破綻をきたすときも、その二つのパターンに分かれます。

それは性格によって変わってきます。攻撃的な人は、怒ったり泣いたりして交感神経緊張状態になり、顆粒球過多になって破綻します。

逆にひ弱な人は、そのまま生きるエネルギーを失い、リンパ球過多になって現実から退行してしまいます。うつ病も神経症も統合失調症も、この二つの型に分かれると考えられます。

つまり、**ガンと同じように免疫力が落ちる二つのパターンが、心の病の場合にも起こる**わけです。遺伝性の場合もありますが、心の病気の多くはすべてストレスが引き金になっていると考えられます。

ただ、感受性の強弱も遺伝が大きくかかわっていると考えれば、そこに遺伝的な要素も関係してくることにもなります。

心の治療にあたって、あまり薬に頼ることはいいこととはいえません。たとえば今は、うつ病は薬で治るといわれますが、それは早期発見された軽いものです。重いものになると一時的には回復しても、うつ状態を繰り返し、なかなか治らないのが実情です。

薬の副作用として交感神経緊張状態を起こして、パーキンソン症候群になってしまうケースもあります。

薬自体がストレスになるということに注意してほしいのです。本当に薬だけで治るのであれば、今のように多くの人たちがうつ病で苦しんではいないのではないでしょうか。

精神的な病気によって社会的な活動ができなくなり、薬などの影響でさらに免疫力が落ちれば、肉体的な病気にもなりやすくなります。

医者はこれらのことを理解して、きちんと患者のストレスを聞きだして、それに対処する方法を患者とともに考えていくようにしてほしいものです。ただ薬を出すのではなく、どこに原因があるのかをきちんと探りだし、その心の問題を患者と一緒になって解決する方向にいかなければ、本当の治療にはならないと思います。

そして、心の病気になったときには、自然の豊かな場所でくつろぐ時間を持てるようにしてほしいものです。

63 音楽はどういう効果があるか

免疫力を高める音楽というのは、スローテンポのリラックスした音楽といえます。

クラシックの交響曲などは、激しい部分と穏《おだ》やかでゆったりとした部分がありますが、激しい部分は交感神経を刺激し、ゆったりとした部分は副交感神経を刺激します。日本人は演歌のような曲がもともと好きですが、もの悲しいメロディーは副交感神経を刺激する世界です。

ゆったりとした**リラックスできる音楽は副交感神経を刺激し、激しい音楽は交感神経を刺激する**と思っていいでしょう。ですから仕事で疲れたときにゆったりとした音楽を聴《き》きたくなるのは、自然なことです。

日頃のんびりとしている人が、スローテンポの音楽ばかり聴いていても、いよいよ副交感神経に片寄ってしまいます。そういう人はアップテンポの音楽を聴いて、ときに活力を出すように心がけることも必要です。

一般には仕事に追われ、ストレスが強い人は、休む前にゆったりとしたテンポのクラシックのピアノ曲などを聴くと、副交感神経を刺激してリラックスでき、ゆっくりと休めます。

64 美術品の鑑賞はどうか

日頃私たちは、コンクリートに囲まれた町中で生きています。これは交感神経過多な世界です。緑に囲まれた里山《さとやま》とか森林の中は、その逆に副交感神経が優位になるリラックスの世界です。ですから、リンパ球が少なくなった人が、緑に囲まれた静かなところに行くことは効果があります。

また、絵画や美術品などに触れることも、やはりリラックス効果があります。だから、たまに美術館に行って名画などに触れるとリラックスできるのです。

忙しくて美術館になかなか行けないような人は、部屋の中に絵画や版画を飾っておくだけでも違ってきます。できれば、月に一度くらいは美術館に足を運びたいものです。美術館に出かけるというだけでも、気分転換になり、そこでゆったりと**絵画や彫刻、工芸などの美術品を鑑賞すれば、精神をリラックスさせ、免疫力を高める効果が**

あります。

私たちは美しいものを見たり、聴いたりすることで感動します。感動するということは興奮することですから、交感神経を刺激するのですが、それは交感神経にとって適度な刺激です。ゆったりとリラックスして美術品を鑑賞しながら、気持ちよく感動するというのは、交感神経刺激と副交感神経刺激のバランスのとれた世界なのです。

つまり、美術品を鑑賞することは、日頃緊張してストレスの多い交感神経優位の生活をしている人にとっては、副交感神経優位の方向に働くし、逆に日頃だらだらして副交感神経過剰な世界にいる人にとっては、感動することによって適度に交感神経に働きかけられます。どちらにとっても、バランスのいい状態にしてくれます。

65 旅行は何をもたらすか

日常を離れるというのは、とても大切な刺激になります。日常生活では、私たちはいつも同じような刺激しか受けません。しかし、旅に出れば、景色一つでもこれまでにない新たな刺激を受けますし、新たな体験をすることになります。世界を広げるということでも大きな意味があります。

あちらこちらを見て歩くというのは、好奇心を刺激します。疲れも出ますが、旅館やホテルに着けばくつろぐこともできます。

あまり欲ばった計画を立ててハードなものになっては困りますが、自分の体力、年齢に応じて、**無理のないスケジュールでときどき旅行に出るのは、適度な刺激とリラックスを得る**ことで、交感神経と副交感神経のバランスをとることができます。

本書では、副交感神経刺激が大切だと強調していますが、現代人が交感神経に偏《かたよ》りすぎた生活をして、その結果、免疫力を落としているのでそう指摘しているわけです。

要は、交感神経と副交感神経のバランスをとることが非常に大切です。つまり、生活の中で緊張とリラックスのバランスを心がけることです。

第5章　免疫力を高める健康知識

66 絶対に使ってはいけない薬は何か

使ってはいけない薬の第一は**消炎鎮痛剤**《しょうえんちんつうざい》です。痛みがとれるのはいいのですが、消炎鎮痛剤は湿布薬《しっぷやく》にも使われるように、血流を止めて冷やします。三日間くらいの短期間使うのならば問題はありませんが、長く使いつづけると血流が止まって病気が治《なお》りません。

消炎鎮痛剤は、高熱が出て耐えられない、あるいは痛みが強すぎて耐えられないなど、本当につらいときだけ二～三日使う程度にすることです。

野球のピッチャーも投げた後、まず疲労した筋肉をアイシングして冷やし、腫《は》れが引くようにします。しかし、その後は温《あたた》めて血流をよくして筋の繊維《せんい》の修復をするようにしています。いつまでも冷やしているわけではありません。痛み止めを長くつづけるのは、ずっとアイシングをするようなものです。

次に怖いのは、**睡眠薬**です。睡眠薬は依存性があるので、ちょっと眠れないとどうしても飲みつづけがちです。しかし、長く飲んでいると脈が速くなり、顔色が悪くなります。体にとって負担になり、いろいろな病気を新たに抱えこむことになりかねません。ごくたまに本当に眠れなくて苦しいときに飲むのは仕方ないことですが、常用するのは危険です。

夜中に目が覚めて、一時間も二時間も眠れないのはたしかにつらいものです。私はそういうときには、深呼吸を繰り返します。するといつの間にか自然に眠りに入ることができます。眠れないというのは、興奮している状態ですから、深呼吸によってうまく自分をリラックスさせることで眠れるのです。

風邪で熱が出たときも、なるべくなら**解熱剤**《げねつざい》などは使わないほうがいいでしょう。高熱が出るということはもともとリンパ球過剰《かじょう》の傾向にあるのですから、体を鍛《きた》えてバランスをよくすれば熱が出にくい体質になります。

抗生物質は、最近は医者でも風邪《かぜ》などでは出さないようになってきました。以前は、風邪でもすぐに抗生物質を出していたものです。

そうした乱用のために、それまでの抗生物質が効《き》かなくなり、新しい世代の抗生物質を開発しなければいけないというように、菌と薬のいたちごっこをやってきたのです。

消炎鎮痛剤の弊害

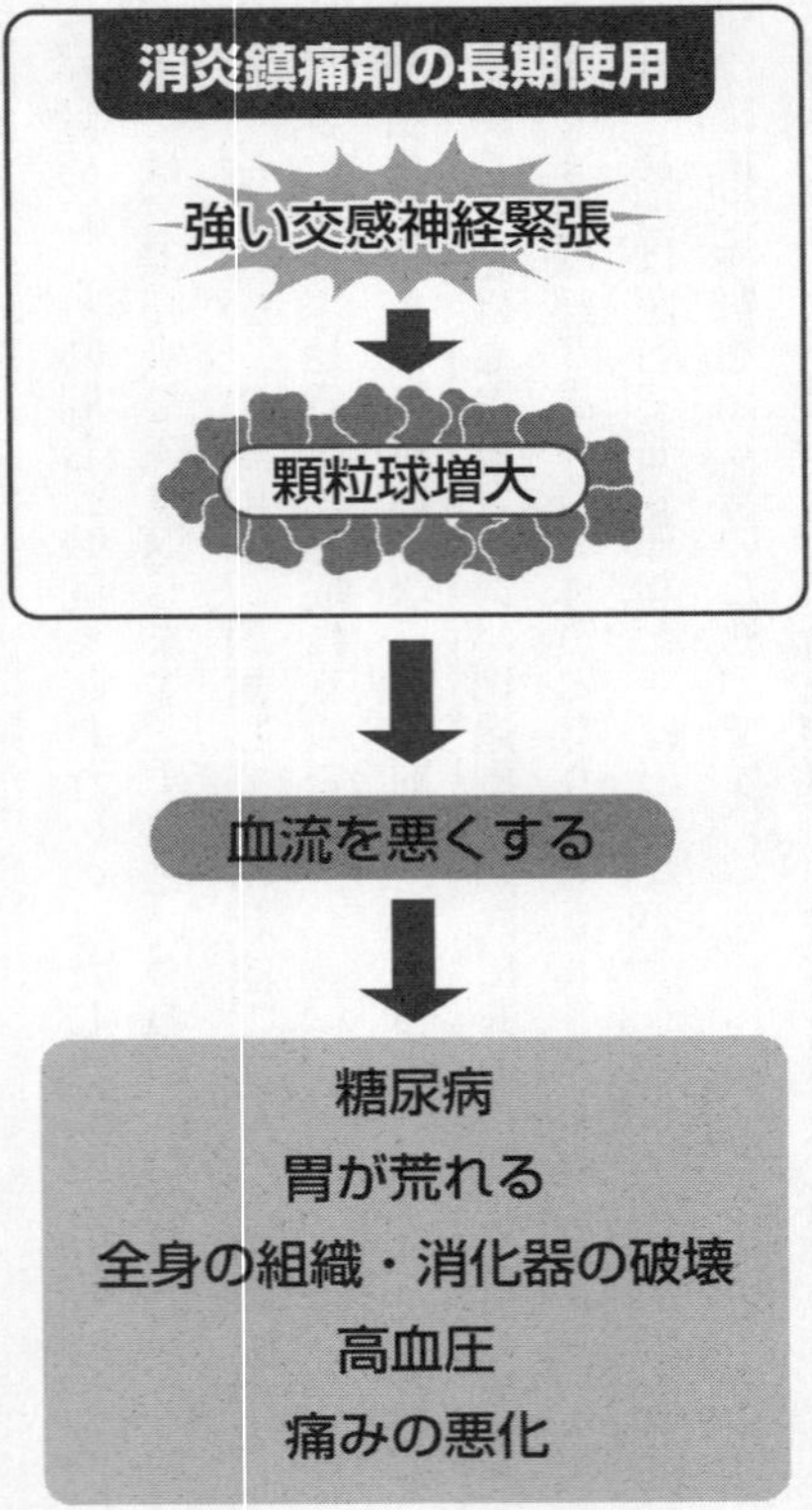
消炎鎮痛剤の長期使用
強い交感神経緊張
顆粒球増大
血流を悪くする
糖尿病
胃が荒れる
全身の組織・消化器の破壊
高血圧
痛みの悪化

抗生物質なども安易に使わず、肺炎を起こしたとき、化膿《かのう》して腫れたときというように、本当に必要なときまでは使わないようにすることです。まだ手術の後などよく抗生物質が出されますが、普通の場合ならば、手術後でもあまり必要性はありません。

今は医者もだんだんと抗生物質の乱用は避けるようになってきていますが、まだ予防的な使われ方をしているのが現状です。それだけに患者の側でも、医者から出された薬を安易に飲むのではなく、本当に必要かどうか、自分で判断することも必要です。

薬をなるべく使わないほうがいいのは、薬自体が人間にとってストレスになり、交《こう》感神経緊張《かんしんけいきんちょう》が残るからです。さらに怖いのは、副作用があることです。

たとえば抗生物質の場合は腸管の細菌まで殺すので、お腹を壊《こわ》します。病院では胃腸薬も一緒に出しますが、その程度では、腸管の細菌不足の状態は治らないので体調を崩《くず》しやすいのです。

薬について一般的に誤解しやすいのは、「鎮痛剤」といえば、その名前のとおりに痛みを鎮《しず》める、「抗ガン剤」といえばガンに抵抗して人間にとってプラスに働くと思いこむことです。そのために、体にいいものと錯覚《さっかく》しがちです。

名前をつけてしまうと、それが一人歩きをしてしまいます。「抗ガン剤」というと、ガンに対して闘うわけですから、人間にとってすべてプラスになるというイメージができてしまったわけです。そのため一部の医者たちもプラスのことをやっている、いいことをやっていると思いこんでしまっています。それがいいものであるかのようなイメージを、名前から受けてしまうのです。

薬というものは乱用すると危険なものですから、予防的には使わず、本当に必要なときだけに使うように心がけてほしいと思います。

67 痛み止めはなぜ悪いか

痛み止めが悪いのは、血管を閉《と》じて血流を悪くするからです。血管拡張物質は痛みを生みだしますが、痛み止めは血流を悪くすることで、その血管を閉ざすように作用します。だから、その場の痛みはたしかに止まります。

しかし、血流が悪くなるとリンパ球はもちろんのこと、組織を再生させるための物質も患部に回りにくくなります。そのため、いつまでも患部が治癒《ちゆ》されません。ですから、消炎鎮痛剤を長く使うと患部自体が治らないのです。

つまり、鎮痛剤で一時的に痛みがおさまっても、その患部は治っていないのですから、薬が切れればまた痛みが出ることになります。

これは現代医療の盲点で、今まで誰も気がつかなかったことです。頭が痛い、腰が痛い、膝《ひざ》が痛いなど、すべての痛みに消炎鎮痛剤がマイナスになるという考え方が、これまで医学にはなかったのです。今でも、整形外科では痛いという患者には迷わず消炎鎮痛剤を出していますが、それがかえって治癒を遅らせるのです。

腰痛も関節痛も、筋肉疲労を起こして休んで回復するときに痛みが出ているのです。なぜかといえば、筋肉疲労すると、その患部の血流を回復して疲労物質を取り除こうという反応が起こります。ところが、疲労物質がたまると、そこに必要なだけの血流が送りこめずに血流障害が起こります。痛みが起こるのは、休んでいるときに少しずつ血流が回復しているからなのです。つまり、痛みは血流不足を補《おぎな》おうとして起こるわけですから、痛みの反応も単純に悪者扱いできないのです。

腰痛などが起こりやすいのは、筋肉が弱いということがあります。中高年の人に腰痛が多いのは、加齢で衰《おとろ》えた筋肉が日常的な動きでも疲労しやすいからです。筋肉が弱ければ疲れやすく、血流が回復するときに痛みが出てきます。腰痛の原因を以前に腰椎《ようつい》を骨折したからなどと考えたりする人がいますが、基本的に人間の体は骨が壊れても修復できるようになっています。ですから、それが原因とは考えられません。そう考えようとするのは、「体が間違う」と思いこんでいるからです。

たとえば腹筋、背筋などの筋肉が少ない、あるいは日頃の姿勢が悪いなど、**その人のそれまでの生活習慣のツケが腰痛という形で出てきている**と考えられます。

腰痛ならば、運動をして筋肉を鍛える、姿勢に気をつけるなど、筋力をつけて椎間《ついかん》板《ばん》に弾力をつければいいのです。

痛み止めを使えば、その場は痛みがとれても、病気自体は治らないし、逆に切れたら痛みはさらに大きくなります。また痛み止めを使えば、痛みはしばらくは止まりますが、患部の病気はさらに悪化しているのです。こうして痛み止めを使いつづけることで、腰痛や膝痛が治らないどころか、少しずつ悪くなっていきます。

痛み、発熱、腫れは、体内の免疫力《めんえきりょく》が作用して治るためのステップですから、それを甘んじて受け入れる必要があるのです。腫れがつづいているときは、まだ修復が終わっていないと解釈できます。

人間の体はうまくできていて、ずっと腫れつづけるということはありません。修復が終われば、必ず腫れは止まります。たとえば、怪我《けが》をしたり、使いすぎたりして腫れても必ず元に戻るでしょう。

だから炎症《えんしょう》は、治癒すれば自然に止まるということをきちんと自覚してください。延々と炎症がつづくのは薬を使いつづけているからで、薬を使わないで炎症を進めれば、いずれは治るのです。

加齢から来る膝などの関節症も、動かして血流をよくして、むしろ腫れあがるのを助けてあげるくらいの気持ちで対処する必要があります。もちろん、痛みがひどいときに無理して動かすことは禁物ですが、痛みが多少ひいたら少しずつ動かさないといけません。

加齢から来るものは、治ったとしても元のレベルまで治るとは限りません。それは年齢相応に衰えてくるので仕方ないことと受け入れて、そのレベルで満足することです。

人間の体は加齢によって衰え、いずれは死ぬことになります。年齢を重ねることによる衰えは、残念ながら受け入れるしかないのです。それが人間の自然というものです。医学は人間の自然を十全に生かすためのものであって、人間の自然に逆《さか》らってまで長生きさせるというものではないと思います。

68 市販の薬で絶対にやめたほうがいいのは何か

最近はむやみに薬を飲むのは危《あぶ》ないということが知られてきていますから、市販薬をむやみに飲む人は少なくなっていると思います。

風邪薬の中で、血流を止めて熱を下げる作用があるものはやめたほうがいいでしょう。熱を下げたら、血流を悪くしてリンパ球の働きを抑《おさ》えてしまうので、体が風邪と闘えなくなるのです。

胃腸薬でも、消化酵素《こうそ》が入っているという程度のものならかまわないのですが、酸を止める働きのある強い薬はやめたほうがいいでしょう。そういう強い胃腸薬は胃の内部環境を破壊します。

つまり、**市販薬で避けたほうがいいのは、体の機能をなんらかの形で止めてしまう制御《せいぎょ》作用のあるもの**です。熱を下げる、酸を止めるなど、医者が使うような薬の作用を積極的に入れた市販薬がありますが、そういう薬は危険です。

そうした薬は医者に診察してもらってから、使うかどうかを決めることです。そのような形で症状を抑えるのは、まず自分の体の免疫力を落とすと考えてください。たとえば風邪をひいても、市販の強い風邪薬を買って飲むというのは、あまりよくありません。風邪は疲れがたまって体力が落ちているなど、ひくべきときにひくわけです。だから風邪をひいたときには、とりあえず無理をせずに早く家に帰って温かくして寝るというのがいちばんいいといえます。

69 働きすぎから来る病気にはどういうものがあるか

糖尿病《とうにょうびょう》というと、すぐに肥満と結びつけてしまいますが、日本人の糖尿病は、肥満が原因というよりもむしろ働きすぎから来ていると考えられます。アメリカ人の糖尿病は、おもには肥満が原因と考えていいでしょう。

今、日本でもアメリカ流に食事を減らしカロリー制限をし、運動をするという指導が行われています。しかし、無理に無理を重ねてきた人に、食事を減らして運動をさせるのは治療が間違っているといえます。

ストレスが糖尿病を引き起こすしくみ

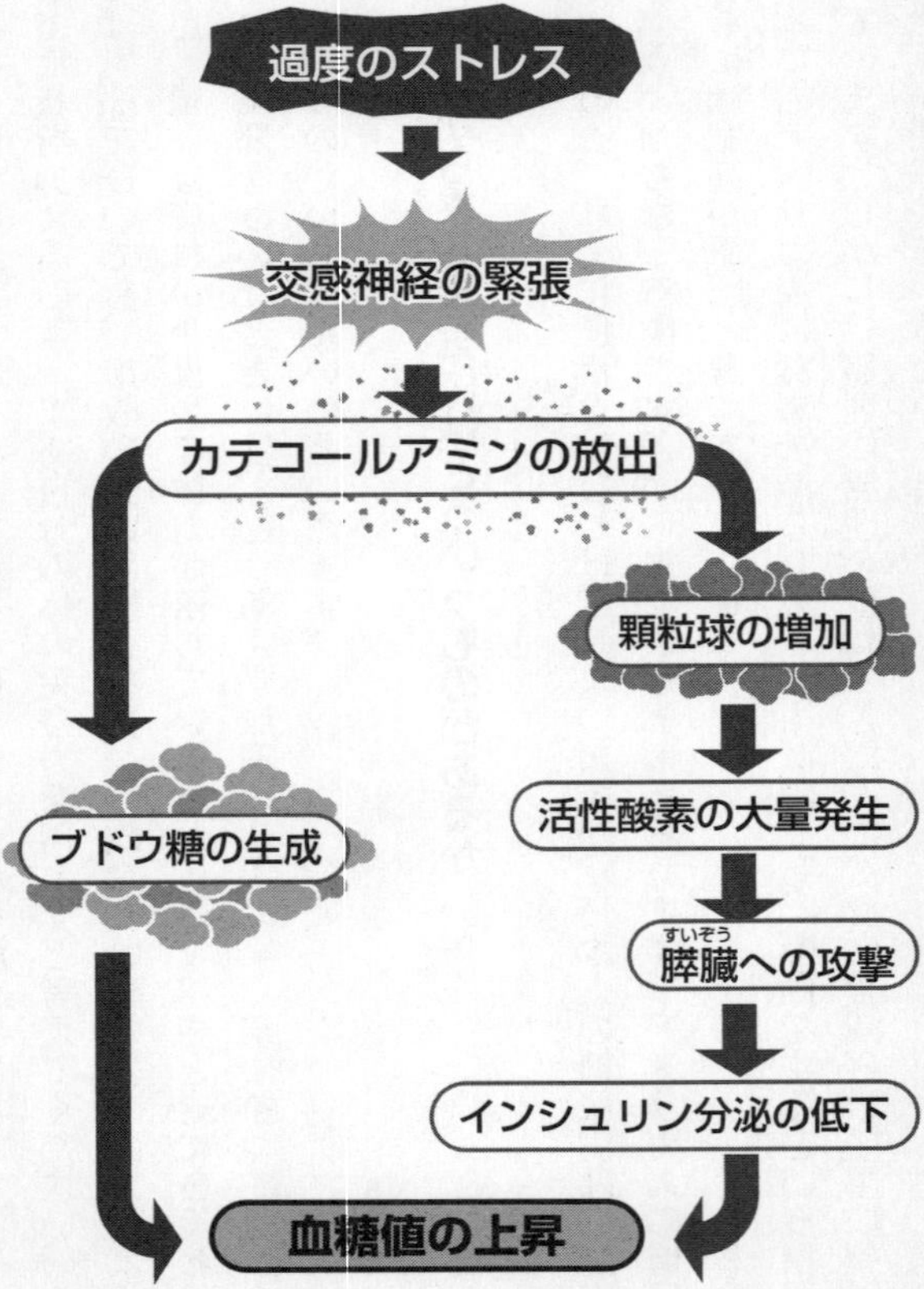

実際、そうした治療で糖尿病の患者数は減っているかといえば、逆にどんどんふえているのが現状です。今、カロリー制限などの治療が行われているのは、糖尿病の増加は肉類をたくさん食べるという欧米型の食事のせいだという考えからです。ところが実際には、肉や卵などの消費量は十年くらい前から頭打ちです。

日本における糖尿病の原因は基本的には働きすぎと考えられます。それに対して、今は間違った治療をしているわけです。たしかに肥満が原因であれば、食事を制限して運動をすれば効果があります。しかし、働きすぎで無理している人に食事を制限したら、かえってお腹が減って、その信号が脳に来てアドレナリンが出て、血糖値《けっとうち》がさらに上がることになります。働きすぎで交感神経優位になっているのに、さらに交感神経を優位にします。

糖尿病の食事療法をしている人の中には、何かの病気なのではないかと思えるほどやせてしまう人がいます。これはきつい食事療法のせいで、そんな無理をしてはいけません。たいていの糖尿病の人たちは、きつい食事療法や運動をしながらも、仕事だけはセーブしていないのです。

今は、糖尿病の治療としては食事指導と運動、それで治らないと薬を出します。しかし、薬では根本的には治りません。一時的に血糖値を下げるだけで、本当の意味で血糖値を下げることにはなりません。なんでもそうですが、薬に頼るようになるとかえって治りません。

治療法としては、まず働きすぎをセーブして、副交感神経《ふくこうかんしんけい》を優位にさせることのほうが第一です。

心臓疾患《しっかん》もまた、無理から来る病気だといえます。たとえば不整脈《ふせいみゃく》でも、無理をするから、血管が閉じて心臓に行く血流が途絶えます。仕事がきつければ、酸素や栄養がますます必要になります。血液の循環《じゅんかん》をさかんにしなければならないにもかかわらず、血管は閉じてきます。そこで血流不足になるから、不整脈や狭心症《きょうしんしょう》、心筋梗塞《しんきんこうそく》を起こすことになるのです。

血圧が高くなっているのは、体が無理をしてもなんとか栄養を体中にまわそうとするからです。心臓疾患の場合も、治療の基本は患者の仕事量を減らすことなのです。

それをやらないで薬で血圧だけを下げているのでは、本末転倒になります。

薬で治そうとするのは、心臓障害は「体（心臓）が悪いから起こる」ので、それを無理やり「体（心臓）を治そう」という考えがもとにあるからです。しかし、**心筋梗**

塞を起こしたりするのは、生き方に無理があるからであって、その無理に心臓が悲鳴を上げているということです。

70 漢方薬は免疫力を高めるか

漢方薬のほとんどは免疫力を高めるといえます。

漢方薬は天日《てんぴ》で干しているので黒く干《ひ》からびていて、苦くてまずいものです。そのように味が苦く、黒いものはほとんど栄養にならないものです。そういうものを私たちが口に含むと、体がこれは毒だと判断して排泄《はいせつ》にかかります。つまり排出が促進されて、便秘《べんぴ》が解消され、顔色の悪い人は赤みがさしてきます。毒を出すのは、副交感神経反射を誘発します。

排出を促進させるのは、キノコ類と同様に体にいい作用を及ぼします。われわれはみんな年をとると老廃物《ろうはいぶつ》がたまっていきます。その老廃物を排出する働きをするのは、免疫力を高めることになるのです。

漢方薬でもサプリメントでもそうですが、体にいいものを摂取《せっしゅ》すると考えるから誤解してしまうのです。

むしろ漢方薬などは、私たちの体には毒なのです。漢方薬をとるというのは、毒を少量とるということです。漢方薬でも大量に摂取したら、体を壊しますし、下手《へた》をすれば死ぬ危険性もあるのです。

漢方薬の効果は排泄反射です。排泄作用が促進されないと老廃物を出す働きが働かなくなり、顔色が悪くなったり、体が黒くなったりします。尿や便や汗が出るという排泄作用が、健康を保つうえでは非常に大切なのです。

ではなぜ、漢方薬にたくさんの種類があるのでしょうか。それは排泄作用には、尿や便だけでなく、汗、鼻水、くしゃみ、咳《せき》など、いろいろな排泄があり、それぞれに作用するところが違っているので、使い分ける必要があるからです。

たとえば、体内に突然冷たい空気が入ってくると、それを悪者扱いして排出しようとして私たちはくしゃみをします。変なものを飲みこむと、それを出そうとして咳をします。そのように排泄反射にもいろいろあります。どの排泄を促《うなが》すのかという効き方が違うので、漢方薬はたくさんの種類に分類されているのです。そして、体内ではいろいろな排泄反射を起こしたほうがいいので、たいていの漢方薬は多くの種類を混《ま》ぜて使っているわけです。

71 下痢と便秘はどちらが体に悪いか

私たちの体はいやなものが入ってくると、排泄によってそれを外に出そうとします。この排泄作用ということから見ると、便秘と下痢《げり》では、便秘は排泄を止めるので体に非常に悪いといえます。下痢は入ってきた毒を出そうとするもので、下痢を無理に止めるのはかえってよくないのです。

便秘は鈍い痛みで、下痢は鋭い痛みです。私たちはどちらを止めようとするかといえば、下痢のほうがつらいので、すぐに止めようとします。しかし、それは間違いなのです。

たとえば、過敏性大腸症候群《かびんせいだいちょうしょうこうぐん》（ストレスや情緒不安定などで起こす腸管の機能異常）というのがあります。この症状は下痢と便秘を繰り返すものです。病院に行くと、たいていは先に下痢を止める薬を処方されます。しかし、それでは治りません。

便秘はストレスが強く、交感神経が緊張状態になって起こります。体がその状態から治ろうとするときに下痢が起こります。だから、まず便秘を治すことが必要なのです。便秘を起こしている交感神経緊張状態を解消して、排泄を促すことを優先して、無理に下痢を止めないようにすることです。すると、徐々に治っていきます。

日常生活をおくるのに困るのは下痢なので、私たちはどうしても下痢を悪者にして、すぐに薬などで止めようとします。しかし、**下痢よりも便秘のほうが体に悪い**ということを知っておいてください。

日頃便秘がちな人は、食物繊維をとるように心がけることです。とくに肉好きな人には野菜嫌いが多く、繊維質が不足して便秘がちな人が多いようです。

野菜をあまり食べない人は、食物繊維やビタミン類を野菜ジュースや青汁などで補って、便秘しないように工夫することです。

72 鍼灸《しんきゅう》はどう作用するか

鍼《はり》も灸《きゅう》も体にいやな刺激を与え、それによって排泄が促され、血流がふえます。漢方薬同様に少量のいやな刺激ですが、これは東洋医学の基本です。

このようないやな刺激に対して、子どもは感度がよいですから、刺激が強すぎて非常に嫌います。たとえば、子どもに苦い薬を飲ませることは容易ではないし、まして子どもに鍼を打つのは簡単ではありません。

ところが年をとると鈍くなり、こういう刺激にも耐えられるようになります。鍼灸は、基本的にいやな刺激を人に与えて、それを洗い流す反射を人体に誘発する作用があります。

鍼灸でいうツボとは、神経が集まっている刺激の入りやすいところで、普段は刺激されることが少ない、感度のよいところです。そこを押すと痛みが出て、刺激になります。だから、ツボを刺激してやれば、その痛みを洗い流そうと血流がふえるのです。手の指先とか、足の裏などにツボがありますが、そういうところを狙《ねら》って刺激を入れると効果も高いのです。

73　整体は有効か

病気になる人のほとんどは姿勢が崩れています。

だいたい日頃の生活の中で、その人の姿勢に癖がついています。たとえば、いつも足を組むときに右足を上にして組む、あるいは逆に左足を上にして組むなどです。どうしても組みやすいほうに組んでしまうからです。

また、テレビを見るときにいつも右向きで見ている人は、そういう姿勢の癖がついてしまいます。悩んでいるときには、どうしてもだんだん下向きになり、頭が垂《た》れて前傾姿勢になります。

このようにわれわれは、生活の中でどうしても体が曲がる姿勢をとりやすいので、体に歪《ゆが》みが出てきます。

私が整体の人に見てもらったときには、「首が出ている」といわれました。首が出るのは、非常に悪い姿勢です。そのことを指摘されて、その歪みを治療してもらいました。

しかし、歪みを何度か治療してもらっただけではなかなか治りません。整体でいくら整えてもらっても、日頃から自分で注意して姿勢を正していかないと、その場では多少矯正《きょうせい》されても、癖があってまたすぐに歪んでしまうからです。

姿勢を保つためには背骨で重力を支え、それにともない背筋、腹筋など、いろいろな筋肉を使っています。たとえば、机に向かうなど長く同じ姿勢で仕事をしていると、だんだんと筋肉を使わずにデレッとしたラクな姿勢をとろうとしています。そのために、背筋が曲がって体が歪んできます。

自分の姿勢を一日に二回でも三回でもチェックして、崩れている姿勢をきちんとする癖をつけることです。ただし、きちんとした正しい姿勢をつづけるには、ある程度筋肉をつけないとできません。

歌舞伎《かぶき》や能《のう》などの伝統芸能の世界の人は、日頃から体を鍛えているので姿勢がとてもいいものです。私たちも、正しい姿勢を保つためには、自分の姿勢をチェックすると同時に、腹筋、背筋などの筋肉を鍛えておく必要があります。整体にかかる、かからないは別として、**姿勢は体調を見るうえで非常に大切**なものです。

74　気功はどうか

気功師《きこうし》の人とは、数人しか会ったことがありません。そのわずかな体験からしかいえませんが、気を入れてもらうと、体だけではなく精神に刺激が入ってきます。それは実感しました。

しかし、受け手の側も真剣でないと、その気は通じあいません。そんなものが本当にあるのか、効くのかなどと疑心暗鬼《ぎしんあんき》な気持ちでは、気が通じないようです。たとえば手をかざされたりしたとき、きっといいものが来ると信じなければ、効果はないのではないでしょうか。信じていると、体がほてってきて血流がよくなります。

気功の場合、気が通じるかどうかは、気を入れる側と受ける側が一体になれるかどうかが大切なようです。

医療でもそうですが、治療者と患者が一緒になって、治したい、治りたいという方向に向くことで大きな力になります。人間は精神的な面が体にも非常に影響を与えるのです。

気の流れと血流は、つながると考えられます。「気力が出ない」のは低血流の世界です。「気が出る」と血流がよくなるので、当然、免疫力が高まります。

気功のように歴史を経て人が認めてきたものには、現段階で科学的に実証できないとしても、やはり何かしら効果があると考えられます。科学的な根拠がないからと簡単に否定する人がいますが、さらに科学が進歩すれば実証できるようになるかもしれません。

今の科学では裏づけがないからと否定してしまっては、ものごとの真理には近づけないのではないでしょうか。わからないから効果がないというのは、いいすぎです。それでは調べる機会をみすみす失うことになり、かえって科学的な立場から離れることになります。

医者の中には、鍼灸など東洋医学を科学的な根拠がないからと即座に否定する人がいます。しかし、これまで長い歴史の中で治療として行われてきたということは、なんらかの効果があったと考えて、そこから出発したほうがいいわけです。それを認めずに、「効かない」というのは傲慢《ごうまん》な態度でしかありません。

私は、**これまでの歴史で効果があるとされてきたもの、そして現在も行われつづけているものは、なんらかの効果があると積極的にとらえて活用したほうがいい**と考えています。

けっして盲信するのではなく、しばらく試してみて、自分にとって効果がないと思えば、やめればいいのです。科学的な裏づけがないからといって、すべての可能性を否定してしまうことは、かえって自分の体を治す可能性を狭《せば》めることになるのではないでしょうか。

75 ガンに効くビタミンはあるか

ビタミンがガンに対して効果があるかどうかはわかりません。

ビタミンCやビタミンEなどは、健康を保ったり、老化の防止などに効果があるといわれています。そういう意味では、ガンは老化とともにふえるわけですから、多少はいい影響があるということも考えられるのかもしれません。

基本的には、ビタミン類は多く摂取して効果があるというよりも、むしろ欠乏《けつぼう》すると、いろいろな障害を起こして問題になります。日頃バランスのいい食事をしていれば、ビタミン不足がそれほど問題になることはありません。

ところが、現代人には偏食の人が多いために、ビタミン不足が問題になってしまうのです。たとえば独身の若い人が毎日、インスタントラーメンや菓子パン、コンビニの弁当ばかりを食べていたら、栄養が偏《かたよ》り、ビタミンやミネラルが不足しやすくなります。

家庭でつくられた食事をきちんと食べている人にとっては、ビタミン不足などに陥ることはあまりないでしょうが、偏食しがちな人たちは気をつけなければなりません。

ビタミン類は、本来は食事からとるのが基本です。しかし、食事がどうしても偏りがちな人は、ビタミン剤などのサプリメントを活用するのも仕方がないことでしょう。

76　キノコ類の健康食品は本当に効果があるか

いろいろなキノコからつくられたという健康食品があり、それをとったらガンが治ったというようなことが、いわれています。

しかし、健康食品だけを摂取してガンが治ったというのは、実際には数は少ないのではないかと考えられます。なぜなら、免疫力を高めてガンを治すには、すでに述べたように、それまでのガンになったような生活を変えなければなりません。私が提唱している「四ヵ条」をすべてやって総合力で闘わなければ、ガンを治すことはむずかしいからです。

健康食品を摂取するのは、たった一つの方法で副交感神経を刺激するだけです。それだけでは、なかなか治るところまでもってはいけません。健康食品をとってガンが治ったという人の場合には、それまでの生活を変えるなど、他にもさまざまな試みをしたからと考えられます。

ただ、キノコ類の健康食品のほうが、抗ガン剤や放射線の治療を受けるのに比べれば数段上といえます。なぜなら、すでに述べているように抗ガン剤・放射線はリンパ球を減らし、免疫力をどんどん低下させます。それに対して、キノコ類からつくられたサプリメントには、キノコ自体の持っている消化管を刺激してリンパ球をふやす働きがあるからです。

キノコというのは、古来、それぞれの土地の地元民の言い伝えなどから、いろいろな効果がいわれています。国や地域によって、それぞれ独特のキノコがありますが、青森や秋田などでは食べられるキノコが何十種類もあります。日本は湿度が高く、キノコが生《は》えやすく、種類もかなり豊富です。

キノコは腐敗臭《ふはいしゅう》のない、よい便を出すことを助けるので、ことに大腸ガンなどの場合はキノコをたくさん摂取すると効果があります。

本来であれば、日頃からキノコをたくさん食べていれば、免疫力を高め、ガンになりにくい体質になるわけです。しかし、ガンになってからたくさん食べようとしても無理があるので、どうしてもサプリメントで大量にとることになります。

今の段階でサプリメントの問題点は、値段が高すぎることです。あまり高いと、買う人にとってはそれ自体がストレスになります。たとえば、月々十五万円の年金で生活している人が月に五万円以上ものサプリメントを買うとなれば、それがストレスになって、かえって病気を悪化させることもあるでしょう。いくら効果があるのではないかと考えられても、ストレスになるほど値段が高ければ体にいい影響を与えません。

あまりサプリメントに頼ろうとするよりも、日頃からマイタケ、シイタケ、ナメコなどのキノコ類を豊富に食べることを心がけることです。それなら誰にでも負担なくできます。

77 健康食品や栄養補助食品の効果をどう見分けるか

どの健康食品や栄養補助食品が効果があるのかは、人によって、また症状によって違います。自分で実際に試してみて、効果があるかどうかを見分けるしかありません。

そのときの**指標は、自律神経の支配に効果があるかどうか**です。

たとえば自律神経について実感できるのは、体がポカポカする、血色がよくなるなどです。これは血流が改善されることによって起こるので、この効果がいちばん最初に出てきます。また、便秘がちな人が治って、いい便が出るというようなことです。

これらを指標にして、そういう変化が起こったと自分で実感できたらつづければいいし、起こらないようならやめればいいのです。

効果を見るためには、一ヵ月くらいがメドでしょう。一ヵ月つづけても効果が実感できないようなら、つづけることにあまり意味はないでしょう。たとえ、いずれ効果が出るとしても気の長い話になってしまいます。

玄米やキノコなどの食品の場合は、すぐに効果が現れるようです。注意していれば、一週間でわかります。私の場合、玄米食にしてから十日間ほどで、体がポカポカするなどの効果が実感できるようになりました。

しかし、人によってはこうした体にいいといわれる食べものや健康食品などで、かえって便秘になったり、手足が冷たくなったりすることもあります。キノコや玄米などは消化が悪いので、それだけ胃腸に負担がかかり、胃腸が弱い人はそのために便秘になったりします。胃腸が弱いために、食物繊維が負担になってしまうからです。

そういう人は、普通の人が摂取する半分の量に減らすなどという加減が必要です。体調や体質によっては、一般に体によいとされるものであっても、かえって体に悪い作用を及ぼすこともあります。

健康で元気のいい人とガンになって体が弱っている人とでは、同じように体にいいものであっても、許容量がまったく違います。ですから、自分の体調によって試してみるしかありません。

78 排気ガスとガンに因果関係があるか

排気ガスの主成分は炭酸ガスです。炭酸ガスは体に入り、酸素を奪って炭酸イオンをつくり、人をリラックスさせます。だから、排気ガスを吸うとフラフラして、けだるい感じになります。少しくらいの排気ガスであれば問題はありませんが、幹線道路沿いに住んでいて、長期間排気ガスを吸いつづけているような場合には、アレルギーになる危険性があります。

しかし、排気ガスが問題になるのは、炭酸ガスよりもその他の燃焼物が血流障害や肺ガンの元になるからです。とくに浮遊状微粒子《ふゆうじょうびりゅうし》といわれる窒素酸化物《ちっそ》は発ガン物質として有害なものです。

東京都心部のような交通が激しいところで、風のない日に高いビルディングから下方を見ると、空気が黄色く見えます。ガソリンの中に含まれている窒素、硫黄《いおう》など、いろいろな不純物が地表近くによどんでいるからです。

今、喫煙率が五〇パーセントを割っているにもかかわらず、**肺ガンがどんどんふえているのは、タバコだけの問題ではなく、その大きな原因は排気ガスなどの大気汚染《たいきおせん》**だといえます。

79 地球の汚染は体にどう影響しているか

地球の汚染と病気の関係といえば、米どころの肝臓《かんぞう》ガン、胆道《たんどう》ガンなどがあげられます。米をつくるためには農薬を使わざるをえませんが、それが大きな原因と考えられます。私の住んでいる新潟地方は、胆道ガンの発症率が高くて有名です。

なぜ、肝臓ガン・胆道ガンが多いかといえば、それらの器官は解毒《げどく》作用を担《にな》っており、食べものに含まれる農薬のためにそういう器官がやられるからです。新潟県内を回ればわかるように見渡すかぎり水田で、年に何回もそのすべてに農薬をかけます。当然、収穫される米にも農薬が含まれることになります。

さらに、農薬は地下水に入り、海に流れこむことにもなります。海に流れこめば、魚にも当然影響があります。私たちは、その魚を多く食べています。つまり、米どころの人の発ガン率が高くなるのは、それらの米や魚を多く食べるからということになります。

農薬が悪いとわかっていても、害虫で米が全滅して穫《と》れなくなったら困るので、使わざるをえないのが実情です。行政が責任を持ってそれを補償《ほしょう》できれば農薬の問題は解決するでしょうが、現状ではどうしようもありません。しかし、農業の専門家の中には無農薬でやれるという人もいます。

その意味で汚染の問題は、排気ガス以外では農薬の問題が大きいのです。米だけでなく、野菜や果物も農薬づけの世界といっていいくらいです。

そうした有害物質が人間の体に入れば、体内ではそれらを解毒しようとします。しかし、どんどん入ってくると解毒しきれず、体内に蓄積されることになります。そのうちに体内で解毒作用を担う器官である肝臓、胆のう、胆道などが侵《おか》されることになります。

しかも、農薬の害は散布された農産物だけでなく、水が汚染されて魚介類にも影響を与えます。また、その水を私たちは水道水に活用して飲むことになるので、汚染の範囲はさらに広範囲にわたることになります。

いかに人が生活することで環境が汚染されているのかは、たとえば、こういうことでもわかります。

アワビ、カキ、サザエなどの貝類は、周囲に人が誰も住んでいない、海水が汚染されていない場所でしか獲《と》れません。志摩《しま》半島に行ったことがありますが、断崖絶壁《だんがいぜっぺき》が多く、そこには誰も人が住めません。三陸《さんりく》も同様で誰も住めないような断崖絶壁があります。今はそういうところでしか貝類は獲れません。人が住んでいると生活排水《はいすい》などで汚染されて、その周辺の貝類は全滅してしまうそうです。

私たちが使う洗剤などが含まれる生活排水が流れこみ、海が汚染されてしまうのです。結局、私たちはそれら自分たちの生活によって汚染されたものを、呼吸したり、食べたりしてとり入れることになります。

それらの**環境汚染が私たちの免疫力を落とし、ガンの原因にもなっている**わけです。

80 なぜボケを恐れるのか

今、健康で長生きしたい人にとって恐ろしい病気は、ガンとボケ（認知症）ということができるでしょう。ことに高齢になれば、ボケないで死にたいと思う方が多いようです。しかし、高齢でボケることは、そんなに悪いことなのでしょうか。

ボケは体を動かさない、頭を使わない世界です。だから、たいていの人は仕事をやめて、家に閉じこもりがちになれば、多かれ少なかれボケていきます。

私たち人間は、進化で得てきた筋肉や関節の可動性、大脳皮質をフルに使って好奇心を持って動きまわります。しかし、そうした好奇心を失い、動きまわることをやめれば、命も止まることになります。活動的な時期をすぎて、社会的な役割を終え、年をとるにつれて、自然に進化で得たものを使わずに退化させ、肺を萎縮《いしゅく》させて一生を閉じようとします。これも命の自然の反応であって、その一つの現象がボケといえます。

ですから、ボケという現象は自分の命を止め、一生を閉じようとしているときの現象と考えることができます。これも生物としての正常な反応の一つといえます。

そういう意味では、ボケること自体は悪くないことです。ボケをあまりにも悪いものと受け止めるのも、現代医学の間違った考え方の一つではないでしょうか。

ボケる人とボケない人がいますが、ボケない人は好奇心が強くて、まだ生きる必要のある生き方をしているからです。しかし、生きる必要がないと感じれば、命を閉じようとしてボケることになります。ボケる人は無意識のうちに、もう生きる必要がないと感じて、自分の命を閉じようとしていると考えることもできるわけです。

今は年をとってボケることをとても怖がります。それは、あまりにもボケることが悪いことだというとらえ方に世の中全体がなっているからです。

しかし、命を閉じるときには、ボーッとして何もわからないほうが悩まなくていいのです。人間は、ボケるから恍惚《こうこつ》状態で幸せに死ぬことができるともいえます。

今、大きな問題になっているのは、ボケの人の介護の問題です。たしかに自宅で介護すれば、食事の世話や排泄の世話がたいへんです。ことに老人だけの世帯では、老《ろう》老介護《ろう》で、世話している人がかえって病気になって先に亡くなるという話もよく聞きます。

介護がたいへんだという一つの原因は、手を加えすぎることにあります。無理をしてでも、やたらに食べさせたり、食べられなくなれば、点滴で栄養を与えたりします。すると、体だけは栄養が十分にとれるので、動けなくなっても延々と生きつづけることになります。

ボケるということは、本人はもう命を閉ざそうとしているわけです。それを無視して栄養を与えて生かしつづけようとするから、惨《みじ》めな状態が長くつづくことになります。そういう様子を見ていて、いっそう多くの人たちが、自分はボケないで死にたいと思います。

もちろん、親族がボケた人の世話をしてなんとか長生きさせたいという気持ちはわかります。しかし、ボケて手足が不自由になり、歩けなくなり、自分で食べられない状態になったら、それでおしまいという考え方があってもいいのではないでしょうか。

今のように、体中に管を入れて栄養を与え、とにかく体だけ生かそうとすることがいいのかどうか。手足が動かなくなり食べられなくなったら、過剰な医療行為はやめるべきです。人間は、自然にやせ細って死んでいけば、よけいな苦しみもなくてすむのです。

自分はボケたくない、ボケて死んでいくのはいやだと思ったら、体を動かすことを心がけて、関節の可動性を保つようにすることです。また、好奇心を持って大脳皮質に刺激を与えつづけることを心がけることです。つまり、**いつまでも生きたい、生きる必要があると意欲が持てるような生き方をすれば、ボケる可能性は少なくなります。**

ボケに対する恐れの背後には、もう一つ、現代社会が老人に対する敬意を失ってしまっていることがあります。仕事をバリバリできることばかりを重視する実用本位な世の中の考え方が、お年寄りが社会で活動できる場を奪っているということもいえます。仕事からリタイアしたお年寄りたちが活動できる場、楽しめる場を、社会がもっと提供していくことも必要でしょう。

お年寄りたちが自分のそれまでの人生で得てきた知恵や体験を、どのような形であれ生かすことができれば、高齢者の方の人生はもっと豊かになるはずです。またそのためには、やはり年をとった人に対する敬意が必要なのです。若いことがいいことだという価値観だけでは、お年寄りは年をとったら早く自分の命を閉ざしたいという気持ちにもなるでしょう。それがボケを増加させる一つの要因かもしれません。

そしてもしボケてしまっても、それを惨めな姿としてではなく、人間が命を閉じる際の自然な姿と受け止めて、ごく自然に温かく受け入れることができるようになりたいものです。

そのためには、過剰な医療などはかえって本人や周囲の親族を苦しめるだけなのです。高齢化社会がこれからますます進むときだけに、医療漬けで寝たきりのまま長生きするのがいいのかどうかを含めて、命の自然ということを尊重した医療のあり方を考えたいものです。

第6章　ガンになったらどうするか

81 手術をすすめられたらどうすればいいか

本来、ガンは免疫力《めんえきりょく》を高めることによって治《なお》せるので、必ずしもとらなくてもいいのです。しかし、今は手術をしないと、本人もまわりも大きな不安を抱えることになり、かえってストレスになります。だから、簡単にとれるようなガンであれば、手術をしてとってしまうのも一つの方法です。

ガンになった人は、すでに大きなストレスを抱えているからこそ発ガンしているわけです。そこに手術をするかどうかで迷うと、さらにストレスを抱えることになります。簡単な手術ならば、やってしまったほうがストレスが軽くなり、免疫力もそれ以上低下せずにすみます。

ただし、それまでガンになるような生き方をしてきたのですから、今までの生活を見直し、変える必要があります。転移もなく、手術できれいにガン細胞がとれたとしても、前と同じ生活に戻ると、また発ガンする危険性が非常に高いのです。**手術でガン細胞がとれたと安心して今までと同じ生活を繰り返さない**ようにすることが肝心です。

　ガンには大きさだけでなく、部位によっては手術でとりやすいガンととり除きにくいガンがあります。たとえば、脳のガンは手術でとるのはむずかしいし、膵臓《すいぞう》などの奥まった部位は手術しにくいものです。それに対して、胃ガンや大腸ガンのように消化管のガンの場合は、手術でとり除きやすいものです。また、長い管なので一部をとっても後の生活にそれほど影響は及ぼしません。

　だから、胃ガンや大腸ガンの場合などは、手術でとって、そこから再出発するのも一つの方法です。ただし、肝心なことなので繰り返しいいますが、それまでの生活を改めることです。今までと同じ生き方に戻ると、また発ガンする危険性が高いことをよくよく注意してほしいものです。

　大手術になるようなガンの場合は、手術自体が大きなストレスになり、そのために患者が一気に弱ってしまうことがあります。手術の影響で食べることが困難になってすっかりやつれてしまい、自力で歩けなくなるような場合には、リンパ球の大幅な減少をともなっていると見て間違いありません。

　昔はお年寄りのガンには手をつけるなといわれましたが、お年寄りの場合はとくに手術の危険性が高いのです。八十歳以上の高齢者の場合、手術をするのは絶対に控えたほうがいいのです。

手術をするよりも、免疫力を高めて、ガンが完全に消えないにしても、それから十年近く生きられれば九十歳まで生きたことになり、天寿《てんじゅ》を全《まっと》うしたといえるでしょう。そういう生き方のほうが、手術で体を弱めて、自力で食べることもできず、歩くこともできないで寝たきりになるよりも、残りの人生において質の高い生き方ができるのではないでしょうか。

私たちが医学生の頃は、お年寄りのガンは進行が遅いので手を出すなと習ったものです。しかし今は、すぐに手術や抗ガン剤、放射線などの治療に頼ろうとします。

お年寄りになればエネルギー代謝《たいしゃ》は低くなるので、それだけガン細胞の進行も遅くなります。年齢的には個人差はありますが、七十～八十歳くらいになって体が自然に消耗しているような人の場合は、手術は絶対にやめておいたほうがいいのです。

活力がある人の場合は免疫力がそれだけ高いのですから、本来は手術をせずに、それまでの生活を変えて免疫力を高めるようにすれば、ガンが治る可能性はさらに高くなります。

82 どの時点で手術をするかどうか決めればいいか

ガンの手術といっても、医者がよほど緊急性が高いと判断でもしなければ、すぐにやるわけではなく、だいたい三週間から一ヵ月後になるのが普通です。

そうであれば、たとえば胃ガンでも乳ガンでも、手術までの三〜四週間の間、私の提唱する「四ヵ条」を実践し、免疫力を高める方法（これは自分でできる「免疫療法」といえます）を試みて、ガンが縮小するかどうかを見たらいいかがでしょうか。

また、免疫理論を共同研究した福田稔《ふくだみのる》先生が提唱している「爪《つめ》もみ」療法（薬指を除く両手の親指、人さし指、中指、小指の爪の生《は》えぎわの両角を十秒程度もんで刺激する方法）なども、免疫力を自分で高めることができる方法です。

あるいは、「免疫療法」としては、私たちの理論に基づいているのが「自律神経免疫療法」です。これは手足の親指、人さし指、中指、小指の爪の生えぎわを中心に全身の治療点を注射針やレーザーで刺激し、自律神経の働きを整え、免疫力を高める治療法です。

こうした免疫療法を試してみればいいのです。

そして手術の数日前に、もう一回検査してもらい、実際にガンが小さくなっているようなら手術を延期して、その療法をもう一ヵ月つづけてみればいいのです。実際にガンが小さくなるとわかれば、主治医にも理解してもらえるのではないでしょうか。

はじめから手術をキャンセルするのは、患者の立場としてはいいづらいでしょうし、主治医も納得しないでしょう。そこで「手術までの期間に免疫力を高める療法をやってみたいので、手術の二～三日前に内視鏡《ないしきょう》で検査してください」と頼んでみればいいのです。

それを拒否するような医者ならば、セカンドオピニオンで理解ある医者を探したほうがいいでしょう。免疫力に理解が浅い医者であっても、実際にガンが縮小するのを目《ま》の当《あ》たりにすれば、もう一ヵ月手術を待ってみようということになるはずです。

とくに早期ガンの場合は、リンパ球がほとんど減っていない人が多いので、必ず効果が出るはずです。

患者のほうからそのように対応していけば、医学は変わると思います。はじめから手術を拒否するわけではなく、手術までの期間で免疫療法をやるわけですから、主治医との間もぎくしゃくしないでしょう。

私が提唱している免疫力を活用する医学が、実際に治療を担当する現場の医者にもっともっと広がっていかなければ、医療は変わっていきません。今いったような形で、免疫療法は効果があると医療の現場にわかってもらうのが、いちばんいいのではないかと思っています。

免疫療法という考え方は広まってきているとはいえ、まだまだ少数です。手術、放射線、抗ガン剤の三大療法がガン治療のすべてだと思っていなくても、今のところそれしか方法がないからやっているというのが医療の現状でしょう。

免疫力でガンが治るという認識が医者にないのが問題です。だから、実際にガンの自然退縮はいくらでも起こるし、末期ガンだといわれながら何年も生きている人がいるという事実があっても、それは十万人に一人の例外的なことだと無視してしまうのです。医者のそういう意識が、今や変わらないといけないのです。

一般の人たちの「免疫力」への関心が高まっている今は、医者の意識を変える大きなチャンスといえます。

今は免疫療法といっても、いろいろな方法があるようです。それらの方法については説明しませんが、私は**免疫療法の基本は、自分でやること**にあると思っています。ですから、誰かに治してもらうというような免疫療法では、本質的になかなか治る方向にはいかないと思います。

誰かに治してもらいたいという気持ちが強すぎると、結局、現代医療の流れに身をおくことと同じになってしまいます。方法によっては、三大療法よりはましだとしても、マイナスではない程度の効果しかないということになりかねません。

まず、やるのは自分だという考えをしっかりと持つことです。どんな免疫療法を選択したとしても、自分の努力が大きな柱になるということを覚えておいてください。

83 放射線治療をしてもいいケースはあるか

放射線治療は、リンパ球減少が延々とつづくことを知ってほしいと思います。抗ガン剤は、やめればリンパ球もふえてくるし、元気も出てきます。ところが、放射線の場合は影響が後に残り、リンパ球減少と体の不調が延々とつづくことになります。

それは、細胞と組織の変成が残り、遺伝子などにも影響を与えて異常をもたらすからです。そのため放射線をかけている期間が終わっても、変成した細胞が死につづけます。

とはいえ、放射線も使い方はあります。今のように五回を一クールで、それを四～五クール、計二十五～三十回も徹底してやることがよくないのです。せいぜい三～五回やって、食道ガンなら通過障害をとり除く、脳腫瘍《のうしゆよう》なら麻痺《まひ》をとり除くというように、圧迫症状だけをとる程度にしておけばいいのです。

ガン細胞をたたくといっても徹底的に放射線治療をやると、健康な細胞に対する影響も大きくなり、体の生きる力も失われてしまいます。最終的には、免疫力でガンに打ち克《か》つようにしなくてはいけないのに、その免疫力をも徹底的にたたいてしまうことになります。

これはガン細胞をたたこうとするあまり、免疫力があってこそガンに打ち克つことができるという本来の姿を忘れているからです。

つまり、手術、放射線、抗ガン剤という今の三大治療法は、ガンだけをとり除こうとするあまり、人の体の基本である免疫力（生きる力）をも奪ってしまうということが大きな問題なのです。

徹底的にガン細胞をたたいてしまおうとするので、手術をして一応ガン細胞がとれたと思っても、さらに放射線を二十回も二十五回もかけて、そのうえ念には念を入れて抗ガン剤まで投与します。それこそ人間の免疫力を無視した最悪の治療法です。

そういう治療をする医者は、たいていはリンパ球を調べることもしていません。免疫力があってこそ、われわれの生命があるということがまったくわかっていないのです。そういう医者や病院が多いからこそ、患者の側が賢《かしこ》くならなければいけないと思います。

今はセカンドオピニオンという考え方が広まって、医者も患者の側からのセカンドオピニオンを受けたいという意志を受け止めるようになっています。ですから、「この治療でいいのか」と疑問を持ったら、信頼できる医師にセカンドオピニオンを聞いて、自分がどういう治療を選択するのかをきちんと考えることが大切です。

84 抗ガン剤を使ったほうがいいケースはあるか

抗ガン剤についても、すべてのケースでまったく使わないほうがいいというわけではありません。ガン自体がその抗ガン剤に感受性が強くて、それで治癒《ちゆ》にもっていけることがはっきりしているならば、使ってもいいのです。たとえば、急性リンパ性白血病（白血病細胞がリンパ球に由来するもの）は抗ガン剤によく反応するので、その場合は抗ガン剤の効果も高いと考えられます。そういうものであれば、体力の許す範囲で使ってもかまいません。

医者も経験を積んでいるのですから、その抗ガン剤で確実に治癒にもっていけるかどうかは、ある程度わかるはずです。それについての情報を患者が得るには、きちんと医者に聞いてみることです。

また、抗ガン剤も放射線と同じように通過障害をとるだけに使うのなら、悪くはありません。たとえば胆管《たんかん》ガンで胆汁《たんじゅう》が流れないと黄疸《おうだん》になりますが、そんなときに使います。あるいは食道ガンで、腫瘍《しゅよう》が圧迫してものが食べられないと生死にかかわるときに、腫瘍を小さくするために使います。抗ガン剤を使ってガンが縮小して圧迫がとれれば、食べものが通過できるようになる効果があります。

問題は、今の医学では抗ガン剤でガンを根こそぎたたこうとすることです。抗ガン剤は通過障害をとるだけで、後はリンパ球に任《まか》せようという考えになれば、急性リンパ性白血病以外のガンに対しても、抗ガン剤もまだ使い道があるのです。

絶対に抗ガン剤を使うのを避けたほうがいいのは、たとえば、一度抗ガン剤を使って何年か後に再発した場合などです。一度使って破綻《はたん》をきたしたのに、次にプラスになるとはまず考えられないからです。最初でさえ失敗した治療をもう一度行うという愚《おろ》かさに気づくことです。再発した場合、抗ガン剤を使うよりも、自分の免疫力を高める治療法を選ぶべきです。


抗ガン剤を使ってもいい、およそのメドとしては、完全な治癒にもっていける確率が七〜八割以上の場合です。可能性が五割以下の場合は、抗ガン剤治療を受けたために副作用に苦しみ、食事がとれなくなり、体が弱って満足に歩けなくなるなど、デメリットのほうが大きくなる危険性があります。そうなっては結局体力も衰《おとろ》えていき、生きる気力さえも失うことになりかねません。

できるだけ抗ガン剤を使わないほうがいい理由は、抗ガン剤はリンパ球を減少させる作用が強く働くからです。リンパ球はいつも分裂しているので、抗ガン剤に対する感受性が非常に強く、いちばん最初に減っていくのがリンパ球です。だから急性リンパ性白血病の場合は、抗ガン剤の効果が高くなるわけです。この場合でも生きる力を奪うほど使うことはありえないでしょう。

しかし、他のガンの場合にはリンパ球でガン細胞と十分に闘えます。にもかかわらず、そのリンパ球を減少させるのは、かえってガンに対する抵抗力を弱めることになります。そのことがこれまでわからなかったのです。しかし私の免疫理論が、福田稔先生などによる治療（自律神経免疫療法）で、実際に治ることが実証されてきました。これまでは、リンパ球でガンと闘えるとは多くの医者が思ってもいなかったのです。

肝心なのは、リンパ球（免疫力）で闘えるということを医者はもちろんですが、一般の人たちが広く知ることです。そうすれば、むやみに抗ガン剤に頼って苦しい思いをし、かえって免疫力を落として、ガンの再発や転移を招くケースが少なくなると思います。

85　乳ガンのときに使われるホルモン剤は安全か

乳ガンの治療には、抗ガン剤を使わない場合はホルモン剤がよく使われます。**抗ガン剤同様、ホルモン剤による治療もやめたほうがいい**といえます。

ホルモンは、本来その人の体で調節するものであって、私たちが小賢《こざか》しく使うものではありません。

乳ガンの場合にホルモン剤を使うのは、それによって女性ホルモンを止めてしまうわけです。更年期《こうねんき》障害の場合には、逆に女性ホルモンを入れます。

病気とは、私たちが間違った生活をしていることを気づかせるための反応なのです。間違っているのは体ではなく、無理したり、逆にラクをしすぎたりという私たちの生き方です。それを病気として、体が信号を発してくれているのです。

外部からホルモンを入れたり、薬でホルモンが出ないようにするのは、体が間違っているから、それを人為的《じんいてき》に修正してやろうという行為です。それは、体が失敗したから病気になったという考えなのです。

今、乳ガンがふえているというのも、エストロゲン物質や環境ホルモンなどがあふれて、過剰《かじょう》になっている可能性があります。あるいは、社会が豊かになり、生活がラクになって、女性ホルモンが過剰になっている可能性もあります。また、女性たちも男性同様に働きすぎのためにストレスが強くなり、免疫力が落ちていることも考えられます。

環境や生き方が、体に影響をもたらしているわけです。その間違った環境や生き方に、体が反応して病気というシグナルを発しているのです。それを人為的にホルモンを外から入れたり、薬でホルモンが出ないように調節するのは、してはいけないことだといえます。

たとえば、更年期障害の患者に女性ホルモンを入れると、若い頃に恋をして女性ホルモンが活発に出たときと同じように女性っぽくなります。それがいいか悪いかは別として、その結果、女性ホルモンがコレステロール骨格を持っているために残留して血流障害が起こり、発ガンの危険を高めたり、老化の速度を早めることになります。

逆に、薬で女性ホルモンを止めてしまうと、今度は女性らしさが失われ、皮膚がカサカサになったり、イライラしやすくなります。それでは、免疫力は落ちてしまいます。

女性ホルモンにもいい作用と悪い作用があるわけで、そのバランスが大事です。いろいろな作用があるのに一つだけをとりだして、よい悪いを論じて早急に結論を出すのが現代医学の悪い面で、もっとトータルに見ないといけません。

86 「手術しないと半年の命」といわれたらどうするか

「手術しないと、あと半年の命ですよ」などという医者は、命を縮《ちぢ》めるような過酷《かこく》な間違った治療をやっていて、いつも患者の命を縮めている可能性さえあります。そういう医者からは逃げることです。

医者といっても神さまでもなんでもありません。そんなふうに人の寿命《じゅみょう》を軽々しく予測する医者は、まず信頼できません。

医者が余命を本人にいうのは、犯罪に匹敵《ひってき》するような行為で絶対にやってはいけないことだと思います。

たしかに家族は、患者の余命がどのくらいか、覚悟を決めるためにも知りたいということはあります。そのため医者に聞くこともあるでしょう。しかし**本来、患者があとどのくらい生きられるかは、医者であってもはっきりとはわかりません**。ですから、それはいうべきことではないのです。

なぜ、医者がそれをいってしまうのか、ある医者に聞いたところ、最悪の事態を伝えておかないと、後で訴訟《そしょう》を起こされるのが怖いということでした。「大丈夫ですよ」などといっておいて、すぐに患者が亡くなるようなことがあると、患者の家族から「大丈夫だといったではないか」などと責められたり、ときには訴えられたりするというのです。

しかし、患者の立場から見れば、励《はげ》まされるほうが怯《おび》えさせられるよりも、心身の調子がよくなるはずです。患者側から訴えられることばかり気にするのでは、なんのために医者になったのか、医者としての誇《ほこ》りが足りないのではないかと思います。

いくら体が弱り、心が弱っていても、患者には人間としてのプライドがあります。もし、本人にあと余命何カ月だというような乱暴なことをいう医者なら、そんな医者からは黙って離れることです。

87 ガンが転移したとき手術をしないほうがいいか

まず、多くのケースでは初発のときに手術をしています。そのときに転移があるかどうか調べているのに、それでも再発してしまうのです。ということは、初発のガンでさえ手術で治せなかったということです。それをさらに転移ガンを手術して治せるのかどうかは、とても疑問です。

それは、効《き》き目のなかった方法でもう一度再発したガンに立ち向かうということです。手術で治せるのならば、再発したり、転移して、また手術したりというような追いかけっこの治療になるはずがありません。

転移の手術をすすめられた場合は、応じないほうがいいと思います。**再手術をするよりも、免疫力を高めて治すという方向を選択したほうが効果が上がる**と考えられます。

三大療法中心の今の医療は、ガンは偶然起こるという考え方に基づいています。そういう考えから脱却したのが、私たち（福田稔先生と私）の免疫理論です。つまり、ガンはそれまでの生活の無理がたたって免疫力が低下して、血流障害が強く起こった部位にできるという考え方です。

それまでの生活の帰結でガンができたのですから、生活を改めて免疫力を高めないかぎり、ガンと闘う力はつきません。

88 モルヒネなど痛み止めを使うのはよくないか

末期ガンに激しい痛みをともなうのは、ほとんどは抗ガン剤の組織破壊による痛みと考えられます。抗ガン剤を使うと、あちこちの組織が壊《こわ》れます。粘膜《ねんまく》はボロボロになるし、関節は腫《は》れて立って歩けないまでに弱ってしまいます。

普通、ガンが見つかっても抗ガン剤を使う前はみんなまだ元気があります。ところが、治療をはじめると、どんどん具合が悪くなっていきます。それは治療によって組織が壊れていくからです。その壊れた組織を修復するために、人間の体は自然に血流をふやします。そのときに強い痛みが出るわけです。

抗ガン剤を使わない免疫療法では、末期ガンの激しい痛みは出ません。抗ガン剤や放射線による組織破壊が激しい痛みをつくるわけですから。患者が激しい痛みに耐えられなくなるので、モルヒネを使うことになります。だから、抗ガン剤とモルヒネはセットで使われます。

モルヒネを使うときは、治る方向にはないことをはっきり知ってください。それを勘違《かんちが》いして、「これはきっと痛みが出ますから、モルヒネを処方しておきます」などと、予防的にモルヒネを使う医者がたまにいます。それは非常に危《あぶ》ないことです。しかも、麻薬は血中濃度を上げないと効果が出ないので、連続して使わなければならなくなります。そうすると、体がどんどん衰弱《すいじゃく》してしまいます。

モルヒネは免疫抑制が強いので、体は非常に衰弱します。いわば老化が促進され、患者は若くても最後は老人のようになって死んでいきます。

抗ガン剤を使わなければ組織破壊とその修復作用が起こらないので、痛み自体は強く出てきません。だから、モルヒネを使う必要もないことになります。

また、末期ガンになって食事もとれなくなると、点滴などで栄養を入れます。すると、今度は循環量《じゅんかんりょう》がふえて、エネルギーがまだ残っているところに痛みが出てきます。

結局、人間の体は自然の摂理《せつり》に反することをすると、痛みで警鐘《けいしょう》を鳴らすようにできているのです。

自然の摂理に従えば、少しずつ食が細くなって自分で食べられない状態になると、徐々に恍惚《こうこつ》状態になり、痛みはほとんど感じることなく死ぬことができます。

末期ガンになれば、どんなに手を尽くしても人間の力ではどうにもならず、最後は死に至ることになります。それを点滴などで無理やり栄養を与えることによって、かえって苦しみを大きくしてしまうのです。

末期ガンになったら、抗ガン剤を使わない、点滴などで栄養を入れないことです。そうすれば、それほど強い痛みは起こりません。痛みがあっても、**モルヒネを使うよりも、できれば入浴や湯たんぽで温《あたた》めるなどして血流をよくして痛みから脱却するのがベストな方法**です。

89　医者にかからずにガンを克服する方法はあるか

私は、免疫力を高めれば、医者にかからずにガンを克服できると思っています。

しかし、医者はそれだけの訓練や経験があるのですから、病気についての診断力は高いはずです。まず、自分の病気がどういう病気なのか的確に把握《はあく》することは、大切なことですから、まず医者に行って診断してもらうことは必要です。医者に頼りすぎるのも困りますが、あまりに信用しないというのも困ります。

実際、世の中には変な医者ばかりではないはずです。問題のある医者が目立つだけで、いい医者も多いのです。ですから、自分の体の状態を知るためには、まず信頼できそうな病院や医者を見つけて、彼らの力を借りることです。

それからどういう治療を選ぶかというところで、患者の自主性が大切になってくるわけです。**医者はあくまでも診断してもらって、相談する相手で、治すのは自分**なのです。

ガン自体がなくならなくても、あるいは多少大きくなっても、それですぐに体が弱ることはありません。

ただ、ガンは、それまでの延々とつづいてきたストレスの強い生き方の結果ですから、免疫療法（先ほど紹介した自分でできる免疫療法など）をやったからといって、一週間後に急にガンが小さくなるわけではありません。

免疫療法をはじめたときは、できれば半年程度は検査をしないほうがいいと思います。なぜなら、免疫療法をやる時点ではだいたい、免疫力が非常に落ちています。それほど落ちていたら、免疫療法をはじめても、すぐに効果が現れることは期待できません。

どうも現代人の悪い癖で、やればすぐに効果が出ると思っている人が多いようです。

私のところに「免疫療法をはじめて三ヵ月目に影が大きくなっているといわれたけれど、先生、大丈夫でしょうか」と聞いてくる人がいます。

そういう人には、「三ヵ月で免疫力が健康な人と同じようになるわけではないから、じっくりやりなさい」と答えます。影が大きくなったという人であっても、まわりの人には「顔色がよくなった」といわれています。痛めつける治療と逆なので、みんな顔色はよくなります。

まずはそれで十分で、影が大きくなったなどと気にすることはありません。あまり心配せずに、半年後、一年後を楽しみにして待つくらいの気持ちでやっていけばいいのです。自分で全身の状態がよければ十分に幸せだと思い、ゆったりした気分でやっていくことが大切です。

90　いい医者・いい病院を見分ける方法はあるか

検査だけで病気を診《み》る医者は危険です。たとえば、影がこうだとか、腫瘍マーカーがどうだとか、この検査値が上がっているから、下がっているからなど、それだけを指標にして抗ガン剤治療をする。それでは、数値だけを見る治療であって、リンパ球がどういう状態なのか、本人が抗ガン剤によって弱るのではないかなどということを無視しています。

生きるという基本を阻害《そがい》するような治療では、病気は治りません。その人の活力がよみがえるような治療が本当に病気が治る治療といえます。

いい医者の条件としては、まず患者を心理的に励ませる人です。あとは、食事でも体操でも入浴でも、患者の体にプラスになる、いろいろなアドバイスができる人です。

検査データだけにとらわれ、患部だけを見て決まりきった治療をやる医者ではなく、その患者の全身状態をよくしていくという考え方ができる人です。そういう医者は患者をよく治すので、開業医でもはやっているはずです。

大病院や大学病院の場合は、医療器具などが揃《そろ》い、診断技術は高いのですが、一般に治療は決まりきったことをしている場合が多いものです。いろいろな検査をしてデータはたくさん出すのですが、治療となると、体が弱ることを無視してやってしまいます。だからガン治療でも、手術、放射線、抗ガン剤と全部をやる傾向にあります。

患者の具合が悪くなっても、ガンのほうが勢いがあったから、そうなったとしか受けとりません。

大病院では検査だけやってもらって正確なデータを把握して、その後の治療方針は自分できちんと判断する必要があります。

医療の進歩といいますが、実際は器械が進歩しているだけであって、医者の腕が進歩したということではありません。そのために検査データに振りまわされて、研修を受けたばかりの若い医者などは、データやカルテばかり見ています。患者の顔などろくに見ずに診断して薬を出したり、手術したりすることになりかねません。

大病院の場合にはどうしても患者数が多く、患者の顔色をきちんと見る、話を聞くということがないがしろになりがちです。今の医療制度では仕方ない面もありますが、やはり医者としてはきちんと患者と対面してほしいものです。

自分の体を診てもらう側としては、そうした今の医療の現実をよく見て、それぞれの病院の規模や特徴を把握してください。そして病院をうまく活用して、信頼できる医者を探すことです。さらには医者頼りにするのではなく、自分の体は自分で治すという心がまえが必要です。

終章　免疫力を高めればガンも怖くない

91 自分の体の免疫力の状態がわかる方法はあるか

自分の免疫力《めんえきりょく》を把握《はあく》するためには、採血して顆粒球《かりゅうきゅう》とリンパ球の比率を調べてもらえば、すぐにわかります。いちばん手っとり早いのは、かかりつけのお医者さんで調べてもらうことです。医師会には検査部があり、血液を集めてそこで調べるシステムができています。大学病院など大病院には、内部に検査部があります。

病院に行って「血液検査をしてほしい」といえば、調べてもらえるはずです。血液検査で、「白血球分画《ぶんかく》をお願いします」といえばいいのです。

市町村がやっている簡単な半日の人間ドックでは、この白血球分画のデータまではたいていは入っていません（入っているところもありますが）。検査項目に入っていなくても、検査してもらうときに、「白血球分画をしてください」といって追加料金を払えば、やってもらえるはずです。

前にも触れましたが、顆粒球の基準値は五〇～六五パーセント、リンパ球の基準値は三五～四一パーセントです。

データがなくても、外見などから簡単に自分の免疫力の状態を知る方法があります。**まず顔色がいいかどうか**を見てください。交感神経優位で顆粒球過剰《かじょう》になっていると、顔色が黒ずんでいて悪いです。顆粒球とリンパ球のバランスがいいと顔色がいいのです。逆に副交感神経優位でリンパ球過剰になっているときは、色白でちょっとむくんだ感じになります。

もっとわかりやすいのは体温です。**体温が三六～三七度の範囲内にあるかどうか**チェックしてみてください。その範囲にあれば、体がポカポカと温《あたた》かいはずです。それは血流がいいからです。

逆に体温が低いと、低体温で冷え性になっています。そういう人はリンパ球が少ないのです。血流が悪いので顔色も悪く、シミなども多くなります。

ちなみに私の場合は、平熱は三六・五度です。子どもは体温が高いのですが、それだけ免疫力が高いのです。子どもが冬でもすぐに靴下を脱いでしまうのは、体がぽかぽかしているので、暑くて履《は》いていられなくなるからです。

逆に、布団に入っても靴下がほしいような冷え性の人は、低体温になっています。普通は年をとるにしたがって、体温は低くなっていきます。しかし、元気な高齢者の体温は高いのです。

体温が低いということは、普段から血流障害があるということで、免疫力が低くなっています。それはどこか無理した生き方をしていて、それが低体温になって現れているのだと、きちんと自己診断しなければいけません。

低体温になって血流が足りなくなると、弱いところ、無理したところに痛みなどが出てきます。膝《ひざ》が弱ければ膝に、腰が弱ければ腰に出てきます。

免疫力を見るためには、他に**便秘《べんぴ》をしていないかどうか**チェックしてください。無理をしていると便秘になります。便の臭《にお》いがくさいのも問題です。

このように、きちんと自分の状態をチェックしてみれば、自分の免疫力の現状は、ある程度わかるものです。

92 ガンにならないために何をチェックすればいいか

自分の免疫力が十分にあるかどうか、ガンにならないための生活をおくっているかどうかは、次のことをチェックしてもらえば一目瞭然《いちもくりょうぜん》です。

一　働きすぎていないかどうか
二　睡眠時間が足りているかどうか
三　日頃酒を飲みすぎていないかどうか
四　最近、悩みが多くないかどうか
五　痛み止めを長期間使用していないかどうか
六　趣味があるかどうか
七　毎日体操、運動などをしているかどうか

どうでしょう？　すべてクリアされている方はいるでしょうか。ガンにならない生活をおくるための注意事項は単純なのですが、現代人の生活では案外とむずかしいことでもあるのです。

ことに免疫力を落とす要因は、男性ならば働きすぎで、女性の場合は悩みです。お年寄りの場合には運動不足です。

よく食養生《しょくようじょう》といわれますが、日頃体を動かすことは、食事に注意するよりももっと

免疫力アップのためのポイント

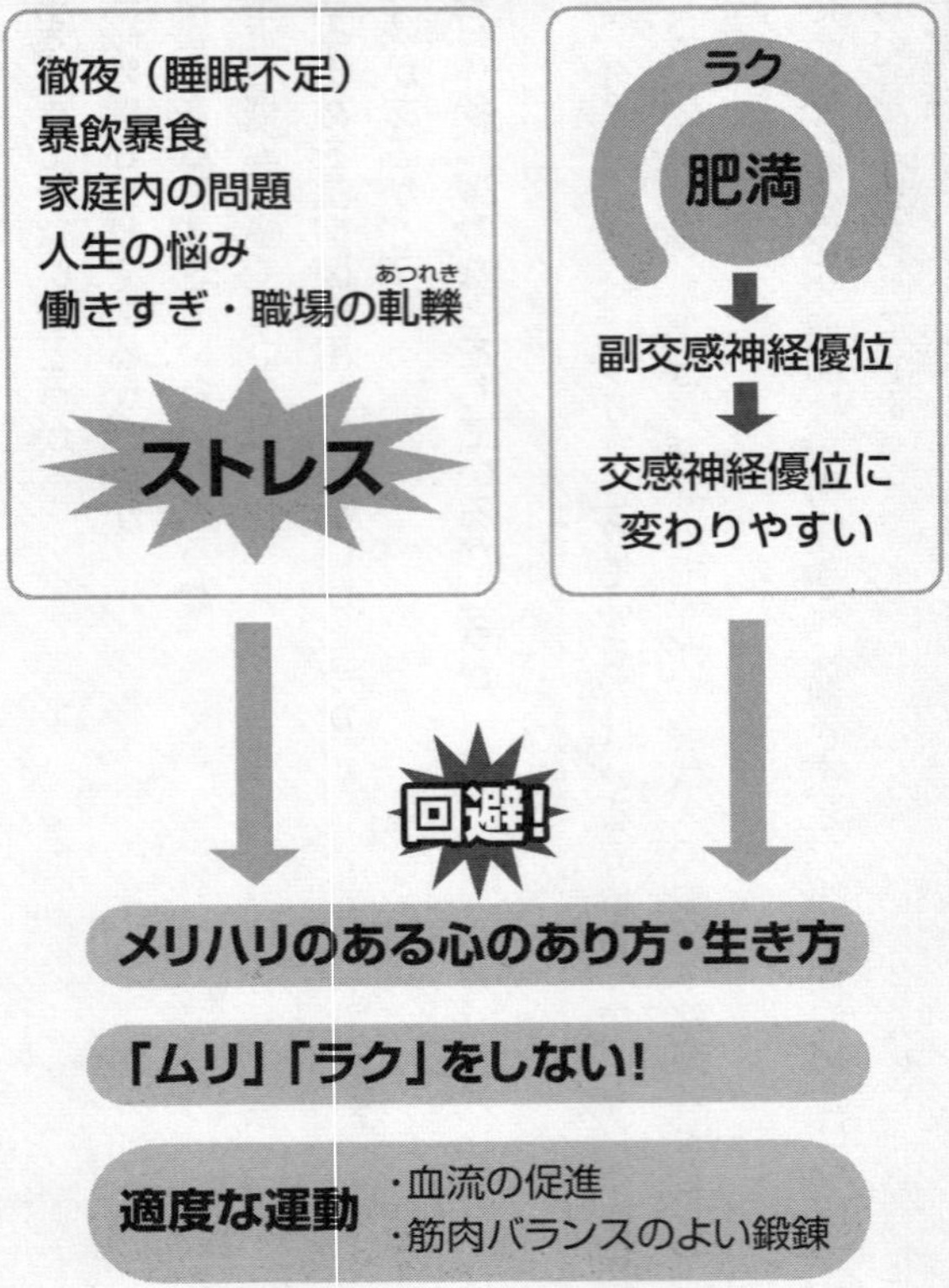
徹夜（睡眠不足）
暴飲暴食
家庭内の問題
人生の悩み
働きすぎ・職場の軋轢《あつれき》
ストレス
ラク
肥満
副交感神経優位
交感神経優位に
変わりやすい
回避!
メリハリのある心のあり方・生き方
「ムリ」「ラク」をしない!
適度な運動
・血流の促進
・筋肉バランスのよい鍛錬

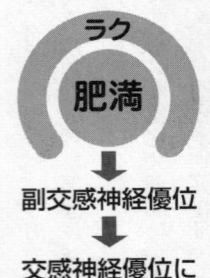

大切なことです。若いときは知らないうちに体を動かしているからいいのです。しかし、年をとるとだんだん動くことが億劫《おっくう》になるので、自然に体を動かさなくなります。だから、運動や体操を心がけることです。一日十分くらいのラジオ体操でもいいのです。

93　暖かいところと寒いところでは免疫力は違ってくるか

暖かい地方と寒い地方では、どちらに住むほうが免疫力にとってはいいのでしょうか。

それは、暖かい地方のほうが体にとってはいいといえます。寒いと、交感神経《こうかんしんけい》が緊張して震《ふる》えが来ます。暖かいと体もゆったりとして、副交感神経《ふくこうかんしんけい》が優位になります。

人類は、もともと裸から衣服を身につけるようになったことを考えても、裸で生きられるような環境がベストだということができます。

ただし、熱すぎると熱帯病がはやるので、たとえば、アフリカの人たちは長生きできる人が少なく、平均寿命《じゅみょう》が伸びません。また、熱帯地方に文明が発達しなかったのは、のんびりしすぎるし、暑すぎると頭が働きにくいということもあったでしょう。しかし、現代のように頭だけが働きすぎて環境破壊がどんどん進む世界がいいのかといえば、それも問題があります。

沖縄のような亜熱帯の気候は、昔はマラリアなどもあり、寄生虫も多かったのですが、今はそれを克服したので適度な暖かさの地域ということができます。今、沖縄に長寿者が多いのも、そんな事情があります。

また気候だけでなく、沖縄のお年寄りが元気なのは、すでに触れたように昼間は畑などに出て適度に体を動かし、よく笑ったり、踊ったり、歌ったりという人間らしい生活をしているからでしょう。

人間にとってベストな環境は、暖かい地方に住んで質素《しっそ》なものを食べ、適度に体を動かし、いろいろな楽しみを持って、人間らしい生活をするということです。

94 ペットは免疫力にプラスか

データはありませんが、**ペットを飼《か》うのは心がやすらぐ世界**ですから、免疫力が高まることは推測できます。

今は小型犬を飼うことがはやっています。朝、小さい犬を連れて散歩している人の姿をよく見かけます。ペットを飼うことがはやるのは、それだけ人間関係のストレスが強くなっていることの裏返しと見ることもできるでしょう。

ことに都会での生活は日常の人間関係が希薄で、多くの人がコミュニケーションをとるのが苦手《にがて》になっています。きょうだいが少ない、あるいはきょうだいのいない家庭で育って、コミュニケーション力が育てられていないから、人間関係に過敏《かびん》になり、そのために必要以上にストレスを感じてしまうのです。

会社などでも若い人は叱《しか》られたりすると、すぐに落ちこんだりすると最近はいわれます。

そんなふうに人間関係で強いストレスを感じているので、ペットを飼うことで癒《いや》されたいと思う人がふえているのでしょう。

日頃から人間関係に強いストレスを感じている人が、ペットによって癒されることで、免疫力を少しでも回復するのはいい方法といえるでしょう。

95 人間関係がうまくいかないときどうすればいいか

対人関係でストレスを感じて免疫力を落とさないようにするには、日頃から人間関係を円滑《えんかつ》にしなければなりません。

自分のことしか考えていなければ、当然、人とぶつかりやすくなります。そして、ぶつかればストレスを抱えることになります。

だから、まずは相手の立場を考えるようにしたいものです。それから、ちょっとしたことですぐにカッとしないことです。怒れば、一気にリンパ球が減って、顆粒球がふえます。

無気力自体は、リンパ球をそれほど減らすわけではありません。しかし、孤独で寂しいと、低体温になります。そのためにリンパ球の数はあっても十分に働けない状態になり、病気になるなど破綻《はたん》をきたすことが多いようです。

リンパ球が少なくなると怒りっぽくなるし、ふえてくるとやさしくなります。だから、生き方がリンパ球を変えるのか、リンパ球が生き方を決定するのかわからないくらい、私たちの生命そのものとリンパ球は密接な関係にあります。

リンパ球以外の細胞は、皮膚になったり、腸になったり、骨になったり、筋肉になったりして特殊化していきます。白血球、リンパ球だけが体内で特殊化しないで、単細胞生物時代の活力として残りつづけてきたのです。

特殊化するというのは、その仕事に専念することになります。特殊化しないでいるのは、単細胞生物時代のアクティビティをそのまま受け継いでいるということです。だからこそ、免疫力は生きる力といえるのです。

病気になるのは、それが生き方そのものを現しているということです。だから、**病気は体の失敗で起こるのではなくて、生き方の失敗で起こる**といっているわけです。

人間関係についても、うまくいっていれば当然、免疫力にもいい作用を及ぼします。反対に、うまくいかなければ、免疫力を落とすことになります。

人間関係のストレスをためないためには、激しい感情に左右されないようにすることが大切です。時には人間関係がうまくいかないことがあっても、くよくよ悩みすぎず、軽く受け流すことができれば、免疫力を落とすことはありません。

96 ストレスをためやすい人は何を心がければいいか

私も心配性で、日頃ストレスを抱えやすいほうです。しかし、心配性で悩みが多いということは、いいように解釈すれば、人の気がつかないようなことに気がつくということです。それを研究にだけ振り向けるようにすれば、気になることが放っておけず、たとえば、あることを見つけるとずっと研究しつづけることになります。それが私の学問研究のうえでは役に立ってきたわけです。

自分が欠点だと思うことを、ストレスをためる方向だけでとらえるのではなく、自分にプラスになる方向に振り向けるようにすればいいのです。

人はそれぞれ性格が違い、ストレスをためやすい人も、あまりストレスを感じないですむ人もいます。**ストレスを感じやすい人は、それをうまく解消するように、自分を変えていけばいい**のです。

私の場合も、もともとは怒りっぽい性格でしたが、自分で変わるようにしてきました。変わろうとすれば、自然に変わっていくものです。怒って相手を責めても相手がよくなるわけではなく、自分自身の気分も悪くなり、それではストレスをためるだけだと気がついたからです。

世の中には始終《しじゅう》いろいろいやなことが起こり、仕事や人間関係にストレスはつきものです。周囲がまったくストレスのない世界になるわけではありません。ストレスをためないようにするには、それに対する対処の仕方を変える、つまり自分が変わるしかないのです。

97　「免疫力を高める十ヵ条」は何か

どうすれば免疫力を高める生活をすることができるかについて、いろいろと述べてきました。最後に、それらをまとめておくことにしましょう。

一　日常生活でもっとも大切なのは働きすぎないということ
二　生きていれば悩みは当然あるだろうが悩みつづけないように心がけること
三　怒らないこと

怒ると、非常に交感神経が緊張します。怒ることは、人に対して怒りをぶつけて自分の気分を晴らしているように思うかもしれませんが、結果的には自分の中で交感神経の緊張を招いて免疫力を落とし、自分の命を縮《ちぢ》めることになります。怒りは、すぐに血圧を二〇〇mmHg以上に押しあげます。

あまりにも怒りの感情がなくなっても活力がなくなるので、それも困りものです。怒りの感情を抱くことはあっても、怒りを表すのは最後の手段として、伝家《でんか》の宝刀《ほうとう》のように「抜かない」ものにすることです。つまり、感情は抱いても、できるだけ怒りを人に対して出さないようにすることです。

四　頭を使うより体を使うこと

私たちは人間といっても生物なのですから、頭を使うことばかりになると、体がおろそかになります。人間には、これほどの筋肉があり、関節があります。それらの可動性をつねに使うことで、生物としても人間としても生きていけるわけです。まず、体を使う。そして次に好奇心を働かせて頭を使うようにすることです。

五　バランスのとれた食事を心がけること

生きていくためには栄養をとりつづけなければいけません。ですから、食事に注意することも大切です。われわれ人間は、かなりの偏食であっても生きつづけられるほど強いので、食事にそれほど神経質になることはありません。しかし、健康に生活していきたいのなら、バランスのとれた食事をとるように心がけることが必要です。

六　睡眠時間をきちんと確保すること

適正な睡眠時間というのは、人によって違うでしょう。要は、翌日に疲れが残らないようにすればいいのです。

七　いい人間関係をつくること

八　趣味を持つこと

九　笑いを心がけること

十　五感を刺激する自然や芸術に触れること

できれば、五感をつねに刺激するように心がけたいものです。たとえば、絵などは視覚を刺激しますし、音楽は聴覚を刺激します。おいしいものを食べれば味覚を刺激し、いい香りは嗅覚を刺激し、いろいろなものに触れることで触覚を刺激します。五感を刺激することは、感動することに結びつきます。その意味で、もっとも私たちの五感を総合的に刺激するのは芸術ということがいえます。

平素から五感を刺激し、感動して潤《うるお》いのある生活を心がけたいものです。そういう生活をしていれば、自然に免疫力が高まります。

最後にもう一度いいますが、私たちは病気になると体が悪いと思ってしまいます。しかしそうではなく、病気はそれまでの生き方が体に現れてくるということなのです。けっして体が悪いとか、間違っているわけではないのです。

だからこそ、免疫力を高めて質の高い生活をおくりたいならば、まず自分の生き方をもう一度きちんと見直してみてほしいのです。

病気は、そういう意味で私たちの生き方の間違いを知らせてくれているものです。それを薬や手術だけで治《なお》そうとするのは、本末転倒です。根本的には、病気の原因となったそれまでの生き方を改めていかないと、病気は治らないということを知ってほしいのです。

ガンを自分の免疫力で自然治癒《ちゆ》に導いた人たちの共通点は、病気に感謝する心境にたどりついていることです。生き方を改めるきっかけをつくってくれたからでしょう。

本作品は二〇〇四年一一月、小社より刊行された『ガン免疫力』を再編集、改題したものです。

安保 徹（あぼ・とおる）
一九四七年、青森県に生まれる。一九七二年、東北大学医学部を卒業。一九八〇年、米国アラバマ州立大学留学中に「ヒトNK細胞抗原CD57に対するモノクローナル抗体」を作製。一九八九年、胸腺外分化T細胞を発見。一九九六年、白血球の自律神経支配のメカニズムを初めて解明。新潟大学大学院医歯学総合研究科教授（国際感染医学講座・免疫学・医動物学分野）。世界的免疫学者。著書には『免疫革命』（講談社インターナショナル）、『医療が病いをつくる』（岩波書店）、『こうすれば病気は治る』（新潮選書）、『免疫進化論』（河出書房新社）などがある。

だいわ文庫

自分《じぶん》ですぐできる免疫革命《めんえきかくめい》

著者 安保《あぼ》徹《とおる》

二〇〇七年一月一五日第一刷発行

発行者 南 暁
発行所 大和《だいわ》書房
東京都文京区関口一―三三―四 〒一一二―〇〇一四
電話 〇三―三二〇三―四五一一
振替 〇〇一六〇―九―六四二二七

ブックデザイン 鈴木成一デザイン室
装画 玉利ひろのぶ
編集協力 荒井敏由紀
本文印刷 三松堂印刷
カバー印刷 山一印刷
製本 ナショナル製本

ISBN978-4-479-30067-0
乱丁本・落丁本はお取り替えいたします。
http://www.daiwashobo.co.jp